仲景阴阳脉法

陈建国 ◎ 著

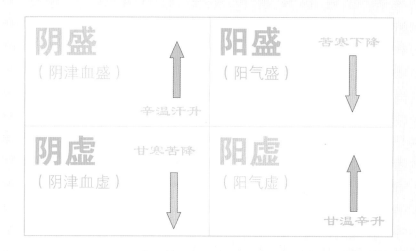

中国中医药出版社

·北 京·

图书在版编目（CIP）数据

仲景阴阳脉法 / 陈建国著 . —北京：中国中医药
出版社，2020.8（2022.6 重印）
ISBN 978-7-5132-6234-7

Ⅰ . ①仲… Ⅱ . ①陈… Ⅲ . ①脉诊 Ⅳ . ① R241.2

中国版本图书馆 CIP 数据核字（2020）第 090739 号

中国中医药出版社出版

北京经济技术开发区科创十三街 31 号院二区 8 号楼
邮政编码　100176
传真　010-64405721
河北省武强县画业有限责任公司印刷
各地新华书店经销

开本 710×1000　1/16　印张 10.5　字数 141 千字
2020 年 8 月第 1 版　2022 年 6 月第 3 次印刷
书号　ISBN 978 - 7 - 5132 - 6234 - 7

定价　59.00 元
网址　www.cptcm.com

服 务 热 线　010-64405510
购 书 热 线　010-89535836
维 权 打 假　010-64405753

微信服务号　zgzyycbs
微商城网址　https://kdt.im/LIdUGr
官 方 微 博　http://e.weibo.com/cptcm
天猫旗舰店网址　https://zgzyycbs.tmall.com

如有印装质量问题请与本社出版部联系（010-64405510）

阴阳盛衰：

"阴津血"为阴，"阳气"为阳

阴盛阳虚，阳盛阴虚

阴阳脉诊：

左脉诊"阴"盛衰，右脉诊"阳"盛衰

气血津液实证，独分"左右阴阳"

升降治法：

辛温汗法（甘温辛补）为升，苦寒下法（甘寒苦补）为降

实则"左升右降"，虚则"右升左降"

减少盲区：让辨证论治更精准

虽然中医人都知道"实则泻之，虚则补之""阴盛则阳虚，阳盛则阴虚"的基本道理，但更精细地辨证，却是不少中医大夫的盲区。

张仲景《伤寒论》所录"伤寒例"，就提出了如下严厉警告：

> 虚盛之治，相背千里，吉凶之机，应若影响，岂容易哉！
>
> 此阴阳虚实之交错，其候至微，发汗吐下之相反，其祸至速。而医术浅狭，懵然不知病源，为治乃误，使病者殒没，自谓其分。至令冤魂塞于冥路，死尸盈于旷野，仁者鉴此，岂不痛欤！

按理说，"实则泻之，虚则补之"，阴盛、阳盛皆为实，汗之下之皆可泻实，大方向没有问题，为何张仲景在《伤寒论·伤寒例》敲响振聋发聩的警钟：

夫阳盛阴虚，汗之则死，下之则愈。

阳虚阴盛，汗之则愈，下之则死。

桂枝下咽，阳盛即毙；承气入胃，阴盛以亡。

真是惊出一身冷汗！

原来，张仲景对"实则泻之，虚则补之"的大原则，做了临床细化：

阴盛、阳盛虽皆为"实"，"实则泻之"，但泻法又可精细划分。

实之"阴盛"，宜用汗下泻法之"汗法"。

实之"阳盛"，宜用汗下泻法之"下法"。

所以，再来读张仲景在《伤寒论·伤寒例》的文字，就明白其苦心所在。

本书作者、北京中医药学会仲景学说专业委员会秘书长陈建国，在张仲景如上阐释的基础上，提出了更加扩展兼容、方便临床应用的"升降治法"（辛温汗法为升，苦寒下法为降），以升降统摄治病八法（不仅局限于仲景提醒的汗下两法），将治病大法与四气五味融为一体。

更值得说明的是：陈建国创造性地提出了对"阴阳盛衰"的脉诊方法，以左右手分别诊断阴阳盛衰（左手候阴盛衰，右手候阳盛衰），如此，通过"左右阴阳脉法"，将经方医学乃至经典中医的理法方药融会贯通，特别切合临床实战。

原创著作《仲景阴阳脉法》，可以减少中医临床盲区，让辨证论治更加精准。实则泻之，如何根据不同情况，分别用升降两类泻法？虚则补之，如何根据不同情况，分别用升降两类补法？如此，则避免了很多中医临床医生的盲区。同是祛湿或化瘀，升降两途（如苓桂术甘汤与泽泻汤）则有方向性的不同；面对错综复杂、虚实寒热的病机，阴阳脉法能够清晰地确定病机关键点和治疗大方向。这样，消解了很多临床医生"明明觉得辨证无误，然而疗效却不稳定"的诸多盲区。

陈建国是我学习中医的同门，早在 2008 年我们就在一起共同学习经方、研究经典，此后我俩和众多师兄弟们共同创办"经方传承班"、共同发起"全国经方论坛"。十年磨一剑，一直埋头耕耘的陈建国，从"阴阳盛衰""升降治法"中提炼出"阴阳脉法"，在所开办的"仲景阴阳脉法"精品班上，得到诸多一线学员的广泛赞誉，认为该方法特别贴近临床，对提升经方实战能力有很大帮助。

作为中医专业图书出版人，我十年来一直倡导"蓄意操作"，改变不少中医界习以为常的"八股文"模式，比如，将"四诊合参之后就给出方药、病机，再加个按语"的模式，改为"现在进行时"（取代"事后诸葛亮"）模式；将教材中内外妇儿病症分类的表述，改为"按照各类病机"进行辨证层面的分类阐释……在陈建国的这本书里，我提出：一定要涵盖"六经八法、常用病机（虚实寒热气血津液）代表方证"，并要将看似高深的脉诊，用形象生动的脉诊图予以"一目了然"地表述。这种蓄意操作，让陈建国吃了不少"苦头"，我俩几乎每天都讨论三次以上（有时一次讨论就持续一个小时左右），居然持续了整整八九个月之久。

一本优秀原创著作的诞生，不经历"十月怀胎"的蓄意操作，怎能让读者在阅读的时候感觉更加顺畅淋漓、深入浅出呢？陈建国率先正式发表其绘制的常用经方"方证病机脉证图"，并在脉管中用"大小不同的圆点"来标示"不同脉力"。

我们将引领更多中医脉诊专家，出版各自的"常用经方病机脉证图"，让读者"一目了然，看清病机"。中医师承亟须引入更多视觉化、整体观的传播新手段，目的是为了让学习者能够更加顺畅、便捷地学习和应用。

中医传承创新，从我做起！

刘观涛

2020 年 5 月 11 日

近些年来，中医界出现中医学术经方热，这是中医回归经典的一个具体表现，确实是一个非常好的现象，也是一个应该倡导的方向。但是，这也导致更多的人在学习中医经典的过程中，遇到许多新问题难以解决。比如：

在针对一些具体病例的中医会诊讨论中，经常出现截然不同的观点，比如同一个发热的病人，有人开出了属于汗法的葛根汤，有人却开出了属于下法的白虎汤；同一个疑难的病人，有人开出了属于补益的补中益气汤，有人却开出了属于通下的大柴胡汤，却各说有理，最终让人无所适从。这提示在中医学习和运用中，存在着大家容易忽略、没有掌握的重要法则，是很多人的理论盲区。

当然，还有一些更加常见的问题。临床中，针对一些疾病，我们根据以往的经验，觉得明明开这张方子有效，结果却无效，甚至病人服药后出现了一些新的不舒服的症状！换了一张方，仍无效；参考他人的经验开了方子，结果仍旧无效！针对一个比较复杂的病人，开方服用后有些效果，一些症状好转了，但总是不能根除，或者总是出现病情的反复。

还有，我们在应用比较擅长的几张方时，总有些病人疗效并不好，却难以理解其究竟！另外，在初诊面对一些从未治过的疑难病人时，诊治没有思路，有无从下手之感，而在面对一些症状很少的患者时，也让我们无从辨证。

现在也有不少中医爱好者在自学中医和经方，在学习了一些他人取效的经验或认识以后，结果自己用到临床却并没有什么效果。

许多中医人学习中医，可能都有这样的体会，就是读了很多中医的书，听了很多中医的课，这些课程提示的思路都不相同，看似都有一些道理，但是用上以后却有更多的困惑，疗效并没有得到理想中的大幅度提升。

以上这些诸多的问题，原因何在呢？笔者认为，核心的原因就是我们面对中医经典，并没有掌握其中的基本理论、基本思想和大法，换句话说，我们学习了很多招式，但并没有深度地领会其"内功心法"。

毋庸置疑，以上这些问题同样也曾经令笔者困惑良久。经过反复学习和临床体会，我们对贯穿仲景书的一些基本理论和思想进行了总结，对仲景书中的诊法也进行了一些发掘，谨慎地按照仲景脉、证、治结合的原始思维，形成了一套操作简便、思路清晰的方法，反复验之于临床，与实际无不一一对应，这个方法就是仲景阴阳脉法。

仲景阴阳脉法，并非仅仅是一种通过脉诊诊断的方法，而是在仲景学说原始思维的基础上，将经方的理、法、方、药进行全面梳理的一套理论体系，是将病、脉、证、治贯穿起来的诊治疾病的准确高效的方法。需要说明的是，这个理论体系完全是按照中医经典的思维进行梳理，对于其中融会贯通的延伸，我们也是始终保持谨慎严谨的态度，力求不偏离中医经典的出发点与本意。

从主体上说，仲景阴阳脉法体系包括阴阳盛衰、阴阳脉诊与升降治法三大部分，也就是说涵盖了经方的病机、诊断和治疗这三个中医治病的主体方向。而从具体内涵上讲，仲景阴阳脉法体系，涵盖了经方学术的方方面面，甚至还包括了一部分经方以外中医经典的内容。因此，更多地领会中医经典，对于全面掌握仲景阴阳脉法体系会有帮助，而深度领会经方学术的核心理论特点，更是真正掌握仲景阴阳脉法的关键所在。

鉴于以上原因，我们在阐释仲景阴阳脉法体系的同时，对于经方学术的核心理论也会进行解析或界定，比如经方的方证理论、仲景的脉法、经方用药的思路和依据、方证与脉证、脉证合参思想等。

当今世界科技的发展日新月异，在这个新的时代，中医这门古老的学术要为人民健康做出更大贡献的前提，必须要与时俱进。其实，何止于今天这个时代，反复阅读中医经典就会发现，我们最早的中医前辈们，无不在努力发展着中医。但中医发展的前提是传承，没有传承的创新就是无源之水、无本之木。医圣张仲景对中医的传承提出了一个明确的方向，那就是——"思求经旨"，也就是说，中医发展的当务之急，就是传承中医经典，在充分传承的基础上，中医自然就会创新，中医自然就会发展。

希望仲景阴阳脉法体系对同样探索在中医之路上的同行者们有一些启发和帮助。但中医博大精深，本书内容在有些具体认识上需要不断完善，欢迎大家多提宝贵意见。

陈建国

2020 年 5 月 1 日

我们先从两个病例谈起。

第一个患者：

2019 年 11 月，一位中年女性求诊，主诉是反复发作头痛多年。表现为头胀痛，伴有眼睛疼痛，羞光流泪，大约数小时发作一次，闭目休息会稍有缓解。多年来遍求中医名家屡治而无寸效，抱着试试看的态度，邀余处方。

脉诊后我处以越婢加半夏汤：

生麻黄 15g，生石膏 45g，清半夏 9g，生姜 10g，甘草 6g，大枣 15g。5 剂，水煎服。

数日后患者主动发来信息，告知"我就吃了一剂药就好了""一天就好了"。

第二个患者：

患者，男，25 岁，2019 年 12 月 4 日初诊，反复发作头痛 10 余年。患者从上小学四年级时开始出现反复发作性头痛，主要表现为偏头痛，发作频繁，自诉"每年有 300 天以上都会出现头痛"，受凉后会加重，睡眠多了或少了都会加重，多看手机也会加重，头痛严重时会影响睡眠，每年需口服 2～3 瓶咖啡因控制，时有胃脘痞满，余无他症。

脉诊后我处以吴茱萸汤：

吴茱萸 15g，北沙参 15g，生姜 15g，大枣 20g。7 剂，水煎服。

2019 年 12 月 18 日复诊，诉服上方后头痛发作仅一次。

脉诊后调方 7 剂后症已。

需要说明，作为一名中医临床医生，在诊治的大量患者中，大部分患者能取得满意的疗效是应该的，也是我们应该追求的主要目标，绝不可由于几个疗效满意的病例就沾沾自喜。头痛是常见病，之所以先举出这样两个都是头痛的病例，目的是要强调一个道理。

这两个病例的主诉均为反复发作的头痛，开具的两张处方分别为越婢加半夏汤和吴茱萸汤。请注意，这两个病例的病机都判断为"水饮内停而上逆"所致，但前者是一张下水（降）之方，后者是一张散水（升）之方，这是治疗方向截然相反的治法，但均取得了满意的疗效。我可以断言，如果实际调换两张方应用，则绝对无效甚至病情会加重！

或有人问，同样是头痛，采取相反治疗方向的依据是什么呢？主要是脉诊。

其实，即使这两位患者的脉诊表现也很相似，之所以有这样的判断，是因为我们在依据了一般的脉诊知识外，还应用了一个并不为大多数人重视的中医治病大法，这就是我们下面要讲解的仲景阴阳脉法。

具体两张方的应用依据，我们后文会详解，领会了仲景阴阳脉法以后，相似情况下我们鉴别两张方的应用就会非常简单。

具体到这两个病例涉及的两张方，核心区别点为：

同为"水饮"病机，到底是治以"降"（下水），还是治以"升"（散水）？

"仲景阴阳脉法口诀"：气血津液实证，独分"左右阴阳"。实则"左升右降"，虚则"右升左降"。

对比左侧和右侧的寸脉，左侧较右侧更显著者，用吴茱萸汤（左升），见图2；右侧较左侧更显著者用越婢加半夏汤（右降），见图3，健康人脉图见图1。

具体鉴别的操作其实非常简单，临床脉诊时的感受区别也非常明显。而这些认识并非所谓的临床经验，而是基于重要理论的临床实践，读者也不必刻意记忆，唯有我们真正明白了这个大法，才能够举一反三、圆机活法。

同样的道理，自序中提到的中医会诊讨论病例，同一个发热的病人，有人开出了属于汗法的葛根汤，有人却开出了属于下法的白虎汤，假设确实其中有一种方法是正确的，那么究竟哪一种正确呢？

"仲景阴阳脉法口诀"：辛温汗法为升，苦寒下法为降。实则"左升右降"，虚则"右升左降"。

"实则左升（汗法如葛根汤）右降（下法如白虎汤）"——根据脉诊判断就非常清晰，简单地说就是对比左右手的脉，哪一侧更为有力，如果左侧更有力，就一定是葛根汤正确无疑，如果右侧更有力，就一定是白虎汤正确无疑。

此外，当我们面对一个邪盛正虚的疑难患者的时候，当下的治疗究竟是应该扶正还是祛邪？同样也可以根据这个大法来清晰地判断。也就是说，仲景阴阳脉法既适用于常见病、常用方，也适用于疑难病，后文会细讲。

下面我们就以这个大法为重点，对经方学术进行详细阐释。

大法：夫阳盛阴虚，汗之则死，下之则愈。阳虚阴盛，汗之则愈，下之则死。

这是惜墨如金的张仲景另外又用了100余字专门强调的大原则，由于

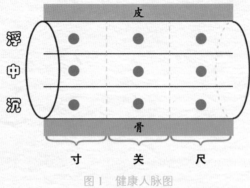

图 1　健康人脉图

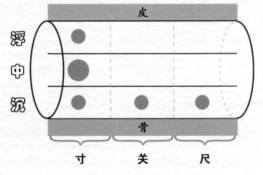

图 2　吴茱萸汤脉证图（水饮左升）

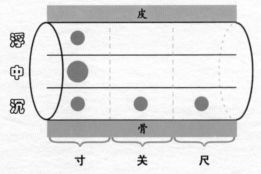

图 3　越婢加半夏汤脉证图（水饮右降）

太重要了，我们将全段原文置此感受和领会：

夫阳盛阴虚，汗之则死，下之则愈。阳虚阴盛，汗之则愈，下之则死。夫如是，则神丹安可以误发，甘遂何可以妄攻！虚盛之治，相背千里，吉凶之机，应若影响，岂容易哉！况桂枝下咽，阳盛则毙；承气入胃，阴盛以亡。死生之要，在乎须臾，视身之尽，不暇计日，此阴阳虚实之交错，其候至微，发汗吐下之相反，其祸至速。而医术浅狭，懵然不知病源，为治乃误，使病者殒没，自谓其分。至令冤魂塞于冥路，死尸盈于旷野，仁者鉴此，岂不痛欤！

请注意，这段文字里面用了3个感叹句，这是理性而严谨的医圣张仲景把《伤寒论》正文中全部的4个感叹句中的3个都用在了这里，足见这是仲景绝无仅有地强调！

除此之外，共10卷22篇的《伤寒论》，仲景用了其中的7篇有余来具体举例以强调这个大法，篇名分别为：辨不可发汗病脉证并治、辨可发汗病脉证并治、辨发汗后病脉证并治、辨不可吐、辨可吐、辨不可下病脉证并治、辨可下病脉证并治。

在这7篇的起始，仲景还说了一句话："夫以为疾病至急，仓卒寻按，要者难得，故重集诸可与不可方治，比之三阴三阳篇中，此易见也。又时有不止是三阴三阳，出在诸可与不可中也。"这里面有两层意思，第一，"仓卒寻按"提示我们这与脉诊密切相关；第二，"又时有不止是三阴三阳"提示我们，这个大法涉及的范围超越了三阴三阳辨证，是贯穿《伤寒论》和《金匮要略》的通用大法。

也许有学者会提出问题，认为《伤寒论》中的辨脉法、平脉法、伤寒例及诸可不可各篇是否为仲景原文在学术界尚有争议。实际上，这些篇章均是用仲景方论治，笔者查汉唐以前的中医古籍，所有用仲景方论治者，除后世收录仲景书的原文内容外，唯有《脉经》一书中有只言片语，可见以上提出的各篇唯有出自仲景书。此外，笔者按照这个思想贯穿仲景书全文并结合临床体会，这完全符合仲景学说的思想。

或许有人会问，这不就是告诉我们不要把汗法和下法混淆吗？看起来也没什么特殊，怎么可能是什么大法呢？

这句原文确实属于一看就好像明白了，但进一步思考，我们就会发现里面还有诸多不太清晰的具体问题，比如：

1. 什么是阳盛阴虚、阳虚阴盛？

2. 汗之、下之就是我们一般理解的汗法、下法吗？

3. 没有导致"死"就一定不是误治吗？

4. 阴阳的盛衰怎样才能快速高效地诊断出来？

只有解决了以上问题，特别是与我们发掘的仲景阴阳脉法结合应用后，我们才会认识到，怪不得仲景如此强调这段文字，这确实是经方理论当中的一个大法。具体说来，我们也会在以下这些方面有全新的认识：

1. 掌握贯穿《伤寒论》和《金匮要略》两本书的基本思想，真正把两本书合二为一。

2. 无论是常见病还是疑难病，我们能够首先明确治疗的方向。

3. 实现仲景应用的脉证合参。

4. 把仲景提示的病、脉、证、治思路贯穿起来。

下面我们就从阴阳盛衰开始，进行详细的阐释。

常见病机代表方证的阴阳脉法（精简版）

	左	右
实（太过） 含病理产物 类：气血津 液（实证）	**阴盛（实寒）** 治法：辛温升法 实寒（含表证）：麻黄汤【桂枝汤】	**阳盛（实热）** 治法：苦寒降法 实热：大承气汤【白虎汤】
	气血津液（实证） 气滞：小柴胡汤 血瘀：当归四逆汤 水湿痰饮：苓桂术甘汤	**气血津液（实证）** 气滞：半夏泻心汤 血瘀：桃核承气汤 水湿痰饮：泽泻汤
虚（不及）	**阴虚（阴虚、津液虚、血虚）** 治法：甘寒降法 阴虚：百合地黄汤	**阳虚（阳虚、气虚）** 治法：甘温升法 阳虚：四逆汤【理中丸】

目 录

第一章　阴阳盛衰

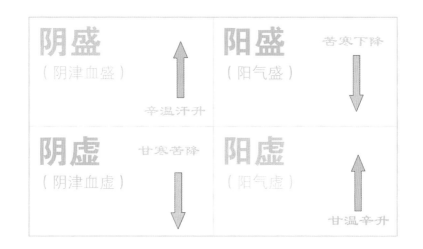

第一节　阴阳理论

阴阳是中医最重要的理论之一，我们要真正把握阴阳盛衰理论，首先要对阴阳理论从源头上进行梳理。

《素问·阴阳应象大论》曰："阴阳者，天地之道也，万物之纲纪，变化之父母，生杀之本始，神明之府也，治病必求于本。"就是说，阴阳理论是天地世间万物的道理，包括了万物变化的规律，天地万物中当然也包括作为自然界中一部分的人。经典原文还告诉我们，治人的病一定要追溯到"本"这个层面，而这个"本"的意思就是阴阳。也就是说，无论是探索世间万物的道理，还是我们临床治病，都要依据阴阳的变化，以阴阳的理论为基本遵循。由此可见，按照阴阳理论的基本认识，阴阳是涵盖一切的，其中包括治病。《素问·阴阳别论》又曰："谨熟阴阳，无与众谋。"意思是，我们临床无论是诊断还是治疗，依照了阴阳理论，就是把握了疾病的根本，就能达到了无与众谋的境地。

我们学习阴阳盛衰理论，需要先认识阴阳，而要进一步加深对阴阳的认识，就有必要对阴阳理论的渊源有所了解。这也是我们学习中医，学习中医经典的一个非常重要的原则，就是追本溯源。

中医之所以被很多人认为难学，有两个重要原因。第一个原因，由于中医起源的年代久远，流传至今的历代中医古籍汗牛充栋，这一方面使得后世学习中医的人有丰富的学习资料，但与此同时，由于这些古籍关注的侧重点不同，甚至基本理论又有一些差异，反而让学习者无所适从。这个问题的解决办法，就是学习中医一定要从原始的经典学起。因为中医经典当中涵盖的是中医的原始思路，掌握了这些理论和思路，才能够让我们在学习相关的后世著作中有所基本遵循，不至于让我们迷茫。

第二个原因，中医是有流派之分的。比如，中医在基本的理论遵循上分别为阴阳和五行，这也是中医界的共识，但是，正是基于这样的认识，导致了后世全部按照阴阳与五行结合的理论来解读所有的中医古籍和文献。实际上，即使是中医最基本的理论也有历史的发展，据笔者考证，最早指导中医的理论是阴阳理论，中医应用阴阳理论大约可以追溯到中医的起源时代，经过许多年的发展以后，才出现了五行理论，之所以出现两种基本理论，是由于两种理论体系在不同的领域各有所长。到了汉代，我们的古人开始将阴阳理论和五行理论进行互相融合、取长补短，这是理论的进步和发展。

如果我们学习一般的中医著作，了解这些中医理论发展的历史看似并非那么重要，但是如果学习中医经典，追本溯源还是非常重要的。因为在我们反复阅读中医经典以后，就会发现一个问题，就是有些中医经典的理论主线是阴阳理论，比如仲景书；有些中医经典的理论主线是五行理论，比如《难经》；而有的中医经典中的理论思想既涵盖了阴阳理论也涵盖了五行理论，甚至包含了阴阳和五行融合的理论，可以说，像是一本百家争鸣、各有所长的论文集，比如我们熟知的《黄帝内经》（以下简称为《内经》）。如果我们没有把基本理论追本溯源，而是强行将经典互相解释，或者刻意地用后世思想理解经典，就会导致我们如坠入云里雾里。

具体到学习经方学术，研究仲景书，首先要明确，经方学术无论从源头还是到了仲景时代，都是以阴阳理论为基本遵循的。客观地看，仲景书中确实也包含了一些五行理论的思想，但这正是仲景"勤求古训，博采众方"精神的具体体现。医圣张仲景那个时代已经出现了阴阳和五行理论的融合，他把认为比较好的理论和学术都拿来为己所用，并没有固执的学术偏见，这是一种求真务实的精神。但是，无论是仲景书中所传承的《神农本草经》思想，还是仲景书中理法方药所贯穿的基本理论，都是遵循阴阳理论。

因此，更深入地理解阴阳理论是掌握阴阳盛衰的前提，以阴阳理论为基本要点来领会仲景书，才能使得我们不至于偏离原始主线，用最基本的阴阳理论，将共识的基本病机进行贯通，也是为了更好地理解和运用阴阳盛衰理论。

需要强调，本书的重点是发掘仲景书的学术思想，阴阳观是《伤寒论》《金匮要略》辨证的基本思想，即使是仲景用于诊断的脉法也是以阴阳为辨脉总纲的。

依据阴阳理论的认识，只要阴阳平衡了，就是平人、健康人。所以《素问·生气通天论》说："阴平阳秘，精神乃治。"而人体的阴阳如果不平衡，人体通过自身的机能又无法自行调节重新回到平衡的状态，就可以通过医疗手段来干涉，以达到阴阳重新回到平衡状态的目标。因此，《素问·至真要大论》说："谨察阴阳所在而调之，以平为期。"

而要做到以上这些的前提，就是首先要明白：阴阳怎么不平衡了？什么是阴阳的不平衡？如何判断阴阳的不平衡？

仲景书当中是用阴阳的盛衰来描述阴阳的不平衡状态，并且直接根据阴阳盛衰的诊断结果对应出明确的治疗方向。具体就是这句话："夫阳盛阴虚，汗之则死，下之则愈。阳虚阴盛，汗之则愈，下之则死。"这里清晰明确地将阴阳盛衰和治法直接对应起来，我们要掌握这句话的内涵，首先要明白其中的阳盛、阴虚、阳虚、阴盛究竟为何。

需要说明的是，阴阳的定义有多种，比如，很多教材说的阴阳，更多强调对立性，明与暗、男与女、虚与实、寒与热等；亦有专家如王伟以阴阳统摄六经与杂病，以"入多出少（越来越实）""入少出多（越来越虚）"来界定阴阳；而笔者对阴阳的界定，阴阳涵盖的范围是非常广泛的，具体到对阴阳盛衰的认识上，是以阴津血为"阴"、阳气为"阳"来界定。如此而言，则本书所界定的阴阳盛衰，就能涵盖通常所涉及的主要病机：阳气盛（实热、气滞）、阳气虚（阳虚、气虚）、阴津血盛（实寒、水湿痰饮、血瘀）、阴津血虚（阴虚、津液虚、血虚）。当然，更细致来说，气血津液实证，又各分阴阳。后文细论。

第二节　阴阳盛衰与病机

《说文解字》曰："盛，黍稷在器中以祀者也。""盛"的本义是皿中有物，故盛为有余，虚为不足。从症状表现的角度看，人之阳有余则热，人之阴有余则寒。《素问·调经论》曰："阳虚则外寒，阴虚则内热，阳盛则外热，阴盛则内寒。"说明阳虚则寒，阴虚则热。这说明，阴阳的盛衰讨论的就是病机，阴阳的盛衰能够通过病机来解读或理解。

由于阴阳盛衰理论属于病机的范畴，并且阴阳是万物之纲纪，因此，阴阳盛衰理论可以涵盖所有的病机。为了便于理解，我们直接将阴阳盛衰理论与共识的教材体系病机来对接解读。

首先，我们把十二种病机进行归类：

虚证类：气虚、阳虚、血虚、阴虚、津液虚。

实证类：实寒、实热、食积。

病理产物类：湿、水饮、气滞、血瘀。

我们再将虚证类和实证类病机按照阴阳盛衰理论进行界定如下：

阳盛：包含实热、食积。

阴虚：包含血虚、阴虚、津液虚。

阳虚：包含气虚、阳虚。

阴盛：包含实寒。

气为阳，血为阴，津液与气相对来讲，也属阴，因此，阴阳盛衰理论中的阳虚包含病机中的气虚证、阳虚证；阴虚包含病机中的血虚证、阴虚证和津液虚证。阳盛则热，那么阴阳盛衰理论中的阳盛包含病机中的实热证、食积证；阴盛则寒，从病机来看，阴阳盛衰理论中的阴盛包含实寒证。

由于阴阳的概念涵盖的范围比较大，因此，上面的划分是包含后面的因素，但不限于后面包含的因素，特别是其中的阴盛的内涵，请结合后续我们对治法阐释的内容进一步理解。阴阳盛衰理论既能包含十二种病机，也包含十二种病机的组合等复杂情况。

基于以上的初步界定，有人至此可能会有一个认识，就是阴阳盛衰理论看似非常容易理解，基本上就是判断虚证和实证，然后确定是应用补法还是泻法，所谓虚则补之，实则泻之而已。其实远远不仅于此。阴阳盛衰理论还涵盖了我们常见的病理产物类病机、多重病机等。此外，阴阳盛衰是直接将病机和治疗结合起来的理论，涵盖的范围非常广泛。

或许有人也会问，这里的阴阳盛衰，从临床角度看，仅仅涵盖内伤的范畴，并不包含外感，比如我们熟悉的外感六淫。实际上，外感六淫属于病因范畴，而阴阳盛衰属于病机范畴，经方学术的诊疗依据为病机，判断病机需要依据症状，而症状是正邪交争的反应（关于症状与正邪交争的关系，后续会有专门的讲解），我们治病虽然也关注病因，但是治疗的依据是症状反应所反映出的病机。

比如，2020 年年初让我们每一个人都印象深刻的新型冠状病毒疫情，从病因的角度，这个病就是新型冠状病毒的感染，这是非常明确的，如果没有新型冠状病毒的感染，就绝不会患这个病。虽然我们中医也讲病因，比如《伤寒论》当中所讲的蛔厥，那就是与蛔虫有关，但我们中医治疗这类疾病的依据，则必然是根据症状反应所内含的病机，而不是针对病因来治疗。否则，我们从哪一本中医文献中能够找到用什么方药可以治疗新型冠状病毒呢？这样的路径其实是不自觉地把中医思维西化了。

因此，按照中医经典的思维方式，我们辨证的依据仍旧是病机。也正是由于涵盖了所有的病机，从临床的角度，我们对遇到的所有常见病和疑难病，都可以在这个阴阳盛衰理论里面清晰地解决，掌握这个理论的目的就是执简驭繁，解决疑难。从病机的角度，针对其中相对比较特殊的病理产物类病机，运用阴阳盛衰理论也会在治疗时思路清晰、方向明确。

在对阴阳盛衰进行了初步界定的基础上，为了应用这个理论体系更好地解决临床疑难，我们需要对其中比较特殊的病理产物类病机进一步深入地认识。

一、湿证

湿证是指感受湿邪所致的一类病证。因湿性重着，黏滞，易阻碍气机，损伤阳气，故其病变常缠绵留着，不易速去。这是《中医诊断学》教材对湿证的界定，也是中医界共识。

我们通常把痰和湿作为病机一起讨论，由于在中医经典《内经》中并没有"痰"这个字，经方理论中痰饮和水饮互称而不分，因此，我们从领会中医经典的角度，仅讨论湿这个病机。

湿本身属于阴邪，单纯从治疗湿的角度，当然是祛邪，从这个角度看，湿证看似应该属于阴盛的实证。但是，人体之所以有湿邪，往往是由于阳气不足，湿证患者的病理状态正像大自然中的多雾天，阳光不足是多雾形成的主要原因，一旦阳光充足时，雾气自然不久就会散去，正所谓"离照当空，阴霾自散"。因此，只要有湿邪存在，大都伴有阳虚，或者正是由于阳虚，才导致后续的湿证，兼以阴邪盛则伤阳气，所以湿邪本身的存在又会导致损伤阳气，总之，湿证和阳虚往往互为因果，同时存在。这时，湿证这个病机实际上往往包含两个因素，一是湿邪，二是阳虚，前者属实证，后者属虚证。此外，湿邪容易阻碍气机，气机运行不畅，就是气滞，单论气滞这个病机本身又属实证。因此，单单就一个湿证，就有与阳虚和气滞共存的病机。

其次，面对每一个湿证的患者，湿邪、阳虚、气滞，三者孰轻孰重？

哪一个矛盾是当下最突出的？当下最应该先治疗哪一个矛盾？临床当中，这都是非常不容易准确判断的。

再次，如果没有一定的依据，针对湿证的治疗，临床在应用发汗散湿、淡渗利湿等治法之间无所适从。比如经方中的桂枝附子汤、麻黄加术汤、防己黄芪汤（图4）就是散湿（升法），桂枝去桂加茯苓白术汤（图5）、茵陈蒿汤就是利湿（降法）。

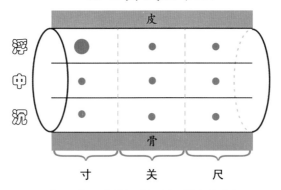

图4　防己黄芪汤脉证图（湿之左升）

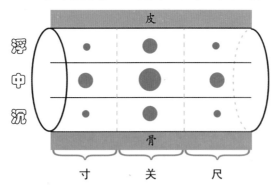

图5　桂枝去桂加茯苓白术汤脉证图（湿之右降）

因此，仅仅一个湿证，就涵盖了多个病机，治法上也存在多样性，这非常容易导致我们明确地诊断湿邪，但是尽用祛湿之法，遍用祛湿之方之后，而湿证仍在。之所以出现这种结果，就是没有掌握面对疑难病证执简驭繁诊治的方法。根据阴阳盛衰理论，判断出阴阳盛衰之后，根本就不用具体判断这个湿证目前合并多少病机，就可以直接确定治疗的方向，并且一定是当下阶段最正确的治疗方向，而与此相反就一定是误治，这是仲景给我们反复明示的重要方法。

二、水饮证

水饮证是指水饮质地清稀，停滞于脏腑组织之间所表现出的病证，多由脏腑机能衰退等障碍原因引起。这是《中医诊断学》教材对水饮证的界定。

水饮与湿有许多相似之处。不同之处在于水饮更容易表现为突出地聚集在某一个部位，而湿邪相对比较弥散。水饮的存在往往是由于"脏腑机能衰退"导致，而水饮本身作为病理产物还会导致"脏腑机能衰退"。而"脏腑机能衰退"就包含了常见的气虚、阳虚、阴虚、血虚。此外，由于水饮比较集中在人体的某一个部位，严重影响局部气血的循行，所以还容易导致合并郁热。

水饮的治疗有"升法"，比如大小青龙汤、苓桂术甘汤（图6）、小半夏汤等散饮之法；水饮的治疗也有"降法"，比如桂枝去桂加茯苓白术汤、泽泻汤、猪苓汤等利小便之法，再如十枣汤、大黄甘遂汤等有下水之法。其中，五苓散（图7）为发汗、利小便同用，总体属于下法。

面对这些纷繁复杂但往往共存的病机，面对各种治疗水饮的方法，往往会导致我们在具体面对一个水饮证的患者时陷入茫然，而一旦开始治理，病情又会进一步的演变，这时即使是在思考极其缜密的情况下，也很难取得满意的疗效。其实，我们并不必针对这些相对复杂的情况去按部就班地考虑到方方面面，而是把握大法，执简驭繁。我们通过后续讲解的仲景阴阳脉法，就能够非常清晰地明确当下水饮证的主要矛盾和治疗方向。

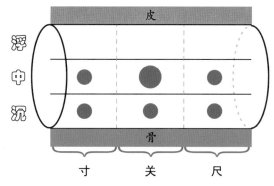

图 6　苓桂术甘汤脉证图（水饮左升）

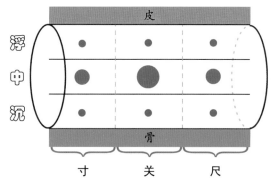

图 7　五苓散脉证图（水饮右降）

　　请注意，我们在讲解湿证和水饮证举例时，都用了桂枝去桂加茯苓白术汤，是因为上文已经提到，水饮证与湿证有许多相似之处，湿证可以转化成水饮证，水饮证也可以转化成湿证，有时两者会同时存在。这就像自然界中的大雾天，如果天气较冷时，大雾的湿气就凝聚成露水，而天气转暖时，露水又蒸腾成湿气，往往也会有湿的雾气与凝聚的露水同时存在的状态。一些治疗水饮的方证，临床就会表现为介于湿证与水饮证之间的状态，当然，典型的桂枝去桂加茯苓白术汤证，更加偏于水饮证，后文会讲解临床如何通过脉诊来鉴别。

三、气滞证

气滞证，是指人体某一脏腑、某一部位气机阻滞，运行不畅所表现的证候。其多由情志不舒，或邪气内阻，或阳气虚弱，温运无力等因素导致气机阻滞而成。这是《中医诊断学》教材对气滞的界定。

也就是说，气滞证本身往往与阳虚和其他邪气共存。治疗上，气虚、阳虚导致的气滞，一般用补法行气，邪气内阻引起的气滞，却应当祛邪，这是有很大区别的两个治疗方向，行气就会耗气，补益又会加重气滞。那么，在具体治疗一个气滞证时，是应该补益还是行气，仍旧可以通过仲景阴阳脉法来确定。

四、血瘀证

血瘀证，是指因瘀血内阻所引起的一些证候。形成血瘀证原因有寒邪凝滞，以致血液瘀阻，或由气滞而引起血瘀；或因气虚推动无力，血液瘀滞；或因外伤及其它原因造成血液流溢脉外，不能及时排出和消散所形成。这是《中医诊断学》教材对血瘀证的界定。

也就是说，血瘀证往往与寒邪、气滞、气虚等病机因素共存。针对血瘀证，我们最常用的治疗方向也有活血化瘀以及下瘀血的治法。

临床当中，由于血瘀证的症状表现比较容易判断，比如患者舌质大片瘀斑、口唇紫暗、肌肤甲错，兼以其他诊断的信息都明确地指向血瘀证。但是，如果没有一个指导治疗方向的原则，即使用遍了活血化瘀、破瘀散结、养血活血、攻下逐瘀等方法后，仍旧血瘀证并无寸减。

在详细地解读了以上的湿、水饮、气滞、血瘀四种病理产物类病机后，我们就会有一个共识，即在面对疑难病证还是多种复杂病机的情况，在诊断上需要一个简单易行的方法，治疗上需要一个清晰明了的方向。

鉴于以上四种病理产物，由于往往是多病机共存，因此，单纯按照阴阳盛衰来全部具体地界定，会出现同一个病机有多个结果的情况。比如水饮，可见于阴盛、阳虚、阴虚，甚至是阳盛。虽然我们可以应用阴阳盛衰对病人的全病机进行具体的界定，但这不仅繁琐且与最终的治疗无益，并且由于其中的多种因素存在因果关系、权重的不同，因此，我们很难针对各种因素实现全面准确的病机诊断。

实际上，阴阳盛衰的表现是正邪交争的结果（后续我们会深度讲解正邪交争），也就是说，阴阳盛衰并非仅仅指把阴阳作为物质基础的盛衰，也包含人体反应状态的盛衰。阴阳盛衰包含了邪气的因素，也包含了正气的因素。换句话说，面对复杂病症、多病机因素，其实我们人体的正气已经智能地明确了治疗的方向，我们仅仅通过仲景阴阳脉法体系探知而已，从而按照当下阶段指明的方向进行治疗即可。

第三节　阴阳盛衰的关系

《素问·阴阳应象大论》中曰："阳胜则阴病，阴胜则阳病。"这里的意思是，阴阳的盛衰有一定的联系，可以互为因果。结合临床，我们知道阳盛为热，热则伤津，容易导致阴虚；阴盛为寒，寒则伤阳，容易导致阳虚。因此，阳盛容易导致并伴有阴虚，而阳虚容易导致并伴有阴盛。

《伤寒论·伤寒例》提示："夫阳盛阴虚，汗之则死，下之则愈。阳虚阴盛，汗之则愈，下之则死。"从这个大法我们也能够看出，阳盛和阴虚以及阳虚和阴盛都是相关联的，并且分别是采取了相似的治法。也就是说，阳盛和阴虚都应该用"下法"，阳虚和阴盛都应该用"汗法"。

在另一部中医经典《灵枢》中，有一篇专门论述针刺诊疗，即《灵枢·终始》，该篇从针刺的角度提出了一个高度相似的原则："阴盛而阳虚，先补其阳，后泻其阴而和之；阴虚而阳盛，先补其阴，后泻其阳而和之。"这里也明确地提示我们，阳盛和阴虚以及阳虚和阴盛都是相关联的，治法存在相似性。这句经典论述也说明，阴阳盛衰理论不单单是仲景书指导经方应用的重要思想，也是针刺诊疗的一个重要原则，是一个中医理论通用的大法。从针刺的角度，这里不但提出了阴阳盛衰的相关性，还告诉我们如果有多种病证同时并存时的先后治疗原则。

由于我们重点是研究应用方药治病的经方学术，我们再回到仲景书的这句重要观点。大法明确提示，明确阴阳盛衰的目的是为了指导治疗，对应的治法分别是"下之"与"汗之"，那么，是不是只要我们判断出阳盛或阴虚就可以用下法治疗？阳虚或阴盛就可以用汗法治疗呢？明确治法既是阴阳盛衰理论应用的目的，也是对阴阳盛衰的理解更加深入的路径。

　　下一章我们就解读大法中的治法，我们命名为升降治法。

第二章　升降治法

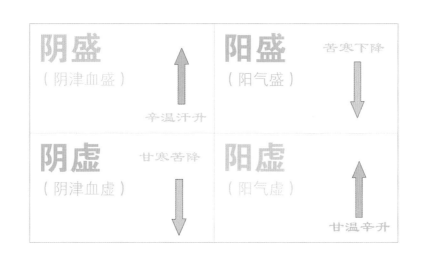

第一节 阴阳盛衰与升降治法

阴阳盛衰理论和治法是直接关联的，明确了阴阳的盛衰，其实也就明确了治法，而理解治法既是目的，更是领会阴阳盛衰理论的关键。面对仲景非常强调的这个理论，之所以被更多人束之高阁，关键就在于对治法的认识上出了问题。出了什么问题呢？

我们看"夫阳盛阴虚，汗之则死，下之则愈。阳虚阴盛，汗之则愈，下之则死"。按照一般的理解，阴虚就应该滋阴补阴，这里却提示，阴虚用"下法"就治愈了，这看起来没有什么道理！此外，阳虚一般应当温阳补虚，这里却提示用"汗法"，阳虚的病人去发汗，这看起来更是不合乎道理。在对这两个治法无法领会的前提下，历代大多数医家往往就把这句话略过了，从而完全忽视了仲景在接下来的后文中对这个大法的反复强调，这的确是令人可惜，问题的关键也就是出在这里。

其实，领会仲景所说的"下法"和"汗法"是进一步理解阴阳盛衰内涵的关键所在。下面我们就具体解析对应治法的内涵。

一、汗法、下法实为"升法"和"降法"的代表

仲景所提示的"汗之""下之"就是我们一般理解的中医治病八法中具体的汗法和下法吗？按照这样的理解，原文所提示的理论是不可思议的。其实，这里的"汗之""下之"是另有所指，或者说，是一种方向性的提示。通过仲景书原文的多处提示能够明确，仲景书此处的"汗"法、"下"法实际是治疗方向的约略之辞，总体分别为"升法"和"降法"的

代表。

1. 从后文"发汗吐下之相反"的提示

本段前文强调了"汗之"和"下之"这两种看似具体的治法之后，后文却出现"发汗吐下之相反，其祸至速"。这里如果仍旧仅是强调其中的"发汗""吐""下"这三种具体治法的话，为何却说是"相反"呢？"发汗"与"下"两种治法怎么就相反了呢？两者具体是什么相反呢？

发汗是通过应用药物以向上向外为治疗方向的治法，下法是通过应用药物以向下向内为治疗方向的治法，两者之间的相反就是治疗方向的相反，吐法与汗法一样，也是向上向外的治疗方向。由此可见，仲景在此并非强调这几种具体的治法，而是在强调其治疗方向，反复提示的主旨也是注意不要出现治疗方向的"相反"。

此外，在前文反复强调"汗"和"下"的基础上，后文增加了"吐"法，而整体表达的主旨意思却是一样的，仅仅是在强调治疗的方向。可以认为，"汗之"与"下之"均为一种约略的代表性治法而已，并非特指中医治病八法中具体的汗法和下法，仲景在此是强调其代表的治疗方向。

2. 以"桂枝""承气"为代表方药的提示

紧接此文的《伤寒论·伤寒例》中强调"桂枝下咽，阳盛即毙"，就是通过实例来说明，当用"下法"的阳盛如果误用"汗法"治疗，就会出现严重的不良后果。其中的桂枝仅是作为汗法的代表，并非特别强调仅有桂枝这味药非常辛温燥热，但这竟然也导致了历代许多江南的中医家对桂枝这味药终其一生不敢使用。同样的道理，"承气入胃，阴盛以亡"也是强调"阴盛"当用"汗法"，"阴盛"不可以用承气汤这样的"下法"。这里的桂枝（图8）与承气（图9）均为治疗方向的代表性方药，桂枝是"汗法"的代表，承气是"下法"的代表，而并非特指桂枝这味药与承气汤这张方多么峻烈和特殊。同样的道理，"汗之"与"下之"也是一种约略的有代表性治疗方向的治法，虽然分别包含一般理解的汗法和下法，但并非特指这种具体的治法。

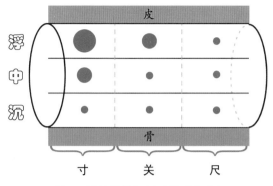

图 8　桂枝汤脉证图（阴盛左升）

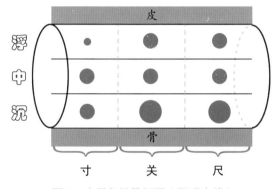

图 9　大承气汤脉证图（阳盛右降）

3. 从对预后判断"生""死"的提示

仲景书强调"夫阳盛阴虚，汗之则死，下之则愈。阳虚阴盛，汗之则愈，下之则死"，又强调"桂枝下咽，阳盛即毙；承气入胃，阴盛以亡"。这是不是提示我们，治法正确一定会"生"或"愈"，而误治了一定会导致"死"或"亡"呢？其实从后文的"发汗吐下之相反，其祸至速"就给出了说明，其中的"相反"就是指治疗方向的错误，会导致"其祸至速"，而不见得一定会在误治后导致死亡，也仅仅是对误治后果的约略之辞的强调。

以《伤寒论》第 34 条为例，"太阳病，桂枝证，医反下之，利遂不止，脉促者，表未解也，喘而汗出者，葛根黄芩黄连汤主之"。这里就是一个治疗方向相反的实例。本来是太阳病桂枝证，应该用汗法治疗，而实际上误用了相反方向的下法，结果就导致了"下利"的不良后果，这时可以用葛根黄芩黄连汤来治疗，但没有导致患者"死"或"亡"的后果。

《伤寒论》第 335 条："伤寒，一二日至四五日，厥者必发热。前热者后必厥，厥深者热亦深，厥微者热亦微。厥应下之，而反发汗者，必口伤烂赤。"此段条文中"厥"的病机是实热证，应该用下法治疗，而误用了汗法治疗以后，就会出现口伤烂赤的不良后果。这是典型的"阳盛阴虚"却误用了"汗之"，但也并没有致"死"。

这提示我们治疗方向的错误是经常容易发生的，其中的"愈""死"也仅仅是正确治疗与错误治疗导致不同后果的约略之辞，即使误治了，也并不见得一定就会导致患者死亡。经方大家胡希恕先生多次强调，读古人书不能"死于句下"，这正是我们深入领会中医经典的一个重要原则。

从古人表述的特点及结合仲景书其他原文来看，仲景书中用了大量的代表性的约略之辞的叙述方式。

基于以上的特点，我们可以界定，仲景所述的"下法"与"汗法"，就是强调以下法与汗法为代表的治疗方向，而不仅限于这两种具体的治法。原文中的"汗法"可以界定为以汗法为代表的，治疗方向为向上向外的"升法"，"下法"可以界定为以下法为代表的，治疗方向为向下向内的"降法"。也就是说，原文的主旨意思是，阳盛和阴虚用总体上的"降法"治疗，阳虚和阴盛用总体上的"升法"治疗。

"升""降"这样的说法，也是来自中医经典，《素问·六微旨大论》中曰："天气下降，气流于地；地气上升，气腾于天。故高下相召，升降相因，而变作矣。"自然界中有升降，人体内也有升降，为了调整人体的阴阳，治法当中也是有升降的。

我们知道，仲景书主要是讲解应用方药治病的，并且相关的这段原文当中也出现了"桂枝""承气"，非常明确的是，仲景是应用药物来实现升降治法的。那么，按照经方学术的特点，古人具体是如何应用方药实现升降治法的呢？我们需要根据经方应用方药的思路来领会这个方法，鉴于仲景书在对药物的认识上一脉相承于《神农本草经》，而作为另一部中医经典的《神农本草经》就是指导经方通过四气五味来实现升降治法。

第二节　四气五味与升降治法

　　皇甫谧《针灸甲乙经》序中云："伊尹以元圣之才，撰用《神农本草》，以为《汤液》。"又云："仲景论广《伊尹汤液》为十数卷，用之多验。近代太医令王叔和撰次仲景遗论甚精，皆可施用。"结合其他资料，毋庸置疑的是，仲景的经方用药思维来源于《神农本草经》，且仲景书与《神农本草经》是一脉相承的经方学术著作。

　　四气五味理论最早载于《神农本草经》，其序录云："药有酸咸甘苦辛五味，又有寒热温凉四气。"书中以四气配合五味，共同标明每味药的药性特征，奠定了以四气五味理论指导临床用药的基础。

　　从仲景书的原文及《神农本草经》的记载来看，升降治疗的方法需要通过药物的四气五味来实现。

一、四气五味与阴阳升降

　　从寒热温凉四气的角度，温热药物属阳，治疗方向为升，寒凉药物属阴，治疗方向为降，温热药物可以补阳抑阴，寒凉药物可以益阴泻阳。

　　五味同样可以调整人体的阴阳，《素问·至真要大论》云："帝曰：善。五味阴阳之用何如？岐伯曰：辛甘发散为阳，酸苦涌泄为阴，咸味涌泄为阴，淡味渗泄为阳。六者或收或散，或缓或急，或燥或润，或耎或坚，以所利而行之，调其气，使其平也。"总体上说，辛、甘、淡味为阳药，酸、苦、咸为阴药，一般的阳药为升法，阴药为降法。一般针对阳盛可用五味的阴药泄之，阳虚可用五味的阳药补之，阴盛用阳药泄之，阴虚用阴药补之。

鉴于单味药既有四气又有五味，且存在气与味的阴阳属性不同，复方中更是经常出现多气味并存，因此判断关于方药升降属性，有两个原则需要注意。

1. 存在一部分比较难以判断升降属性的药物

由于中药的多样性，部分药物相对特殊，存在气与味的阴阳升降属性不同的情况，此时判断药物的阴阳升降属性需要依据两个原则，第一是气与味的多少，第二是药物作用的实际结果。

我们以麻黄为例具体说明。麻黄味苦性温，味苦为阴性降气，温性为阳性升气，那么面对苦而温的麻黄，其升降属性看似不好界定。但是，麻黄的饮片质地非常轻，属于气厚味薄，也可以说，麻黄苦味很轻。但气比较足，动性强，因此，麻黄虽然味苦，但仍旧是一个阳药，性升。后世认识麻黄这味药，也是依据它动性强而升，所以索性将它归入辛温药物，这种认识虽然不及《神农本草经》的记录准确客观，但也真实地反映了后世医家临床应用麻黄的体会。

另外比较相似的还有柴胡。柴胡虽然味苦，但柴胡的质地也比较疏松，也是气厚味轻而动性强，所以《神农本草经》记载柴胡有推陈致新之效。因此，苦味的柴胡治疗效果却是升法。后世经过临床实践，也总结出柴胡有"升阳"的功效，这个认识是客观的。

2. 复方的升降需要整体考量

由于复方一般都有多味药组成，而组成的药物气味又往往不尽相同，因此，复方的升降属性考量相对要复杂些。当然，像大黄黄连泻心汤（图10）这样的复方，由于其中所有的药物均为苦寒，因此属于降法无疑。相似的比如小半夏汤，组成的两味药物均为辛味，自然属于升法。而对于组成相对复杂，包含了多种气味药物组成的复方，其总体升降属性的判断，需要把握这样两个原则。

大黄黄连泻心汤 <small>(右手)</small>

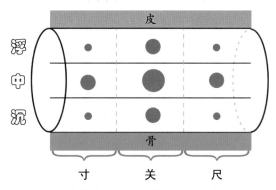

图 10　大黄黄连泻心汤脉证图（阳盛右降）

第一，依据君药或药物组成的总体。

比如，白虎汤（图11）的君药为生石膏，用量也是最大的一斤，生石膏属于甘寒质重，单味药属于降法，方中剂量第二重者为苦寒的知母，其中即使是有少量甘味的甘草和粳米，仍旧总体属于降法无疑。

白虎汤 <small>(右手)</small>

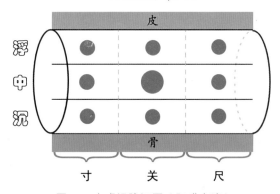

图 11　白虎汤脉证图（阳盛右降）

再比如防己地黄汤（图12），虽然方中的防己、桂枝和防风从单味药来讲都属于升法，但是用量都很少，三者剂量相加也仅有七分，而甘寒性降的生地黄的用量却是二斤，因此，防己地黄汤属于降法。

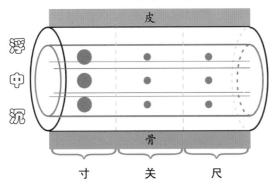

图 12　防己地黄汤脉证图（阴虚左降）

还有五苓散（图13），虽然原文提示"宜利小便、发汗，五苓散主之"，说明五苓散方中既有升法又有降法，但是从方药组成看，用量最大的泽泻属于降法，且总体降法药物占据主体。因此，五苓散属于更偏于利小便的降法。

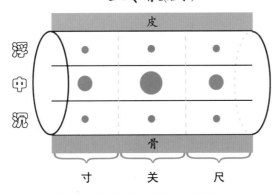

图 13　五苓散脉证图（水饮右降）

第二，根据复方的功效判断升降属性。

大柴胡汤的方药组成有升有降，不容易判断总体的升降属性，但是通过仲景书中提示"与大柴胡汤下之则愈"，大柴胡汤当然总体属于下法。

此外，《伤寒论》第230条提示，服用小柴胡汤后会出现"上焦得通，津液得下，胃气因和，身濈然汗出而解"。小柴胡汤能够起到通上焦、身汗出的效果，自然总体属于升法。

二、阴阳盛衰的升降治法

按照以上界定和认识，阳盛用"降法"中的苦寒下法，比如大承气汤、大黄黄连泻心汤等；阴虚为血虚、津液虚，往往伴有虚热，我们一般用甘寒补益的药物治疗，比如百合地黄汤、麦门冬汤等，从升降的角度看，仍旧属于"降法"。因此，阳盛和阴虚统一用"降法"，只是阳盛者用苦寒降法，阴虚者用甘寒降法。

阳虚我们一般选用总体甘温的方药治疗，比如四逆汤、理中汤，即用辛温的药物配伍甘味药物，从升降的角度看，当然属于"升法"，仲景所述"汗之"仅为代表其治疗的方向。

其中最难以理解的就是阴盛用"汗法"，即"升法"，我们可以从另外一个角度来领会。

《素问·调经论》曰："阴盛则内寒。"内寒者用辛温的药物治疗，比如大建中汤，辛温的药物治疗方向为向上向外，属于"升法"。"升法"中涵盖了汗法，仲景上文中以桂枝和承气举例，也就是明示桂枝汤即属于"汗法"，针对的是阴盛。桂枝汤证为表寒证，所以用向上、向外散邪的治疗方法，之所以可以称之为阴盛，是由于正邪交争于表，邪气在表，且人体的气血充盛于上，因此可以称为"阴盛"。

按此原则，属于实证且当用"升法"治疗者，均在阴盛之列。比如小柴胡汤证，其中的君药柴胡虽然性味苦平，但柴胡疏泄透表，治疗方向为向上向外透邪，属于"升法"，针对的病机即可称之为阴盛。

因此，阴盛和阳虚均为以汗法为代表的"升法"，阴盛为太过，多用辛温升法，阳虚为不及，用甘温升法。

三、升降治法与中医八法

中医治病的"八法"按照升降理论可以如此区分：升法包括汗法、吐法、温法、补法、和法，降法包括下法、清法、消法、补法、和法。

其中的补法，单纯地用甘味药益气，比如时方中的四君子汤等，属于升法；结合寒性滋阴或苦味药物者，比如芍药甘草汤，属于降法；结合辛温药物温阳益气者，比如桂枝甘草汤，属于升法。

和法一般为辛温与苦寒配伍应用，以辛温或升提为主的治法属于升法，比如小柴胡汤（图14）；以苦寒或酸敛为主的治法属于降法，比如乌梅丸（图16）。

在我们明确了阴阳盛衰的内涵以后，我们也明确了其具体治法以及方药的归类。根据临床应用的实际，如何判断阴阳的盛衰，从而按照仲景提示的原则和方向治疗呢？这时，阴阳盛衰的诊断成为了实际应用的关键，为此，笔者专门发掘了古人通过脉诊来明确阴阳盛衰的方法，名为仲景阴阳脉法，其实，我们通过脉诊就可以清晰地诊断出阴阳盛衰，从而采取正确方向的治疗。

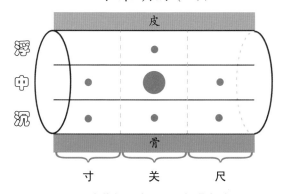

图 14　小柴胡汤脉证图（气滞左升）

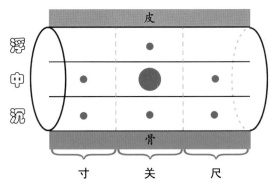

图 15　大柴胡汤脉证图（气滞右降）

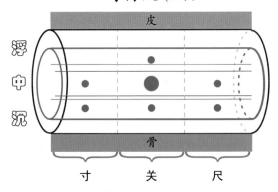

图 16　乌梅丸脉证图（阴虚左降）

第三节 六经代表方治法举例

为了让读者对"仲景阴阳脉法"有更直观的感受，笔者特选取"六经代表方"进行解读。

虽然有些理论观点将在后文叙述，先在这里对大家熟悉备至、如数家珍的代表方予以解读，可以让大家对本书所表达的理论体系形成整体上的印象。

麻黄汤属于太阳病主方，病机属于"阴津血盛"之阴盛（实寒），故左手脉盛。

大承气汤属于阳明病主方，病机属于"阳气盛"之阳盛（实热），故右手脉盛。

小柴胡汤属于少阳病主方，病机属于"气血津液（实证）"之气滞，故左手脉盛。

理中汤属于太阴病主方，病机属于"阳气虚"之阳虚（虚寒），故右手脉虚。

四逆汤属于少阴病主方，病机属于"阳气虚"之阳虚（虚寒），故右手脉虚。

半夏泻心汤属于厥阴病主方，病机属于"虚实寒热错杂，略偏虚寒（阳虚）"，故偏于右手脉虚。

具体来说：

麻黄汤

病机：外感风寒表实证，正邪交争于表（上），津液充斥于表（上），邪盛正不虚。

阴阳盛衰：阴盛（阴津血盛）风寒。

阴阳脉法：左手脉"实"太过。

升降治法：辛温升法。

具体脉象：左寸浮紧。

脉证图解读：最强脉动在左寸浮位，关尺稍减但仍为太过。

大承气汤

病机：里热实证（阳明腑实证），正邪交争于里（下、中），邪盛正不虚。

阴阳盛衰：阳盛（阳气盛）实热。

阴阳脉法：右手脉"实"太过。

升降治法：苦寒降法。

具体脉象：右关、尺滑数。

脉证图解读：最强脉动在右侧关尺的中、沉位。

小柴胡汤（图17）

病机：伤寒少阳证，正邪交争于表里（上下）之间。

阴阳盛衰：阴盛（阴津血盛）气滞。

阴阳脉法：左手脉"实"太过。

升降治法：针对邪盛的升法。

具体脉象：左关弦。

脉证图解读：最强脉动在左关脉的中位。

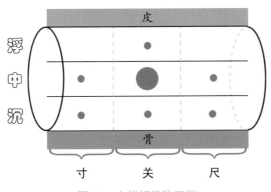

图 17　小柴胡汤脉证图

理中汤

病机：脾阳虚，阳虚。

阴阳盛衰：阳虚（阳气虚）。

阴阳脉法：右手脉相对太过。

升降治法：甘温升法。

具体脉象：右关濡。

脉证图解读：右关濡，中位。

四逆汤（图18）

病机：心肾阳衰寒厥证，阳虚．

阴阳盛衰：阳虚（阳气虚）。

阴阳脉法：右手脉"虚"不及。

升降治法：甘温升法。

具体脉象：右手脉沉迟、沉微。

脉证图解读：右脉沉而无力。

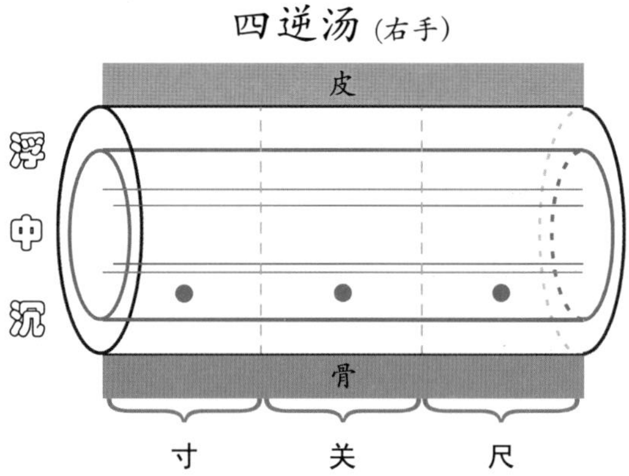

四逆汤 (右手)

图 18　四逆汤脉证图

半夏泻心汤（图19）

病机：寒热错杂，正邪交争于表里（上下）之间，邪盛正虚．

阴阳盛衰：阳虚（阳气虚）。

阴阳脉法：右手脉不及、相对太过。

升降治法：总体升法。

具体脉象：右聚关、中位。

脉证图解读：右脉无力，相对太过脉在关脉、中位。

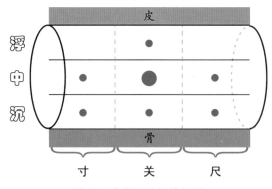

半夏泻心汤 (右手)

图 19　半夏泻心汤脉证图

第三章　阴阳脉诊

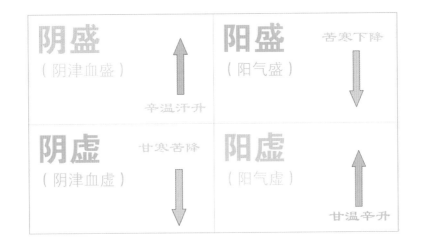

第一节　阴阳脉法的缘起

先从一个例子说起：

2019 年上半年，由几十位中医医生会诊一位患者，中年女性，主诉是反复发作牙痛多年，伴有口干、口苦，下肢凉等症，每一位医生都开具了处方，结果众说不一，开出的处方五花八门。代表性的辨证有认为是寒热错杂之证，开出了柴胡桂枝干姜汤；有认为是实热证，应该泄热，开出了大黄黄连泻心汤；有认为是上火，应该火郁发之，开出了辛温发散一类的方子。由于笔者来的比较晚，这个会诊我并没有全程参加，大概知道了一些大家所开具处方的方向，也仅仅知道上述的几个症状。

由于学习中医的侧重点不同，因此我们在看病过程中，往往会出现针对同一个患者，每一位医生开的方子都不一样，甚至会出现截然相反的方子。以这位患者来说，出现的是三个治疗的方向，第一是和法，第二是清法，第三是汗法。这就出现了在治疗患者时，是阴证还是阳证这样的大方向都无法明确的情况，如果大家也遇到了类似的患者，治疗效果可想而知。

后来，让人出乎意料的是，这个患者强烈要求笔者给予诊疗，并且表示先服用笔者开的处方。笔者不得已先行脉诊，发现诸脉皆沉迟，以右侧明显，且右关脉濡。

这是非常明确的总体不及脉，且突出表现在右手脉，总体不及右脉突出属于阳虚（阳气虚），"虚则左降右升"，故用甘温补升法。为了验证辨证的准确性并确定具体的方证，我仅问了一句"是不是有后背凉"，患者表示确实后背中间有一块很凉，并且胃脘处也凉。据此，我处以附子汤（图20）三剂。

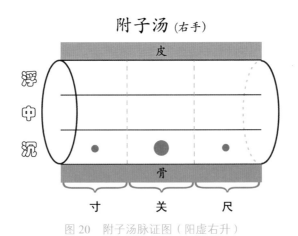

附子汤 (右手)

浮 中 沉

皮

寸　关　尺

骨

图 20　附子汤脉证图（阳虚右升）

结果，两天后见到该患者，患者高兴地告知笔者，仅服一剂后，牙痛即愈，并且觉得胃脘暖、后背凉显减，嘱继续服药数剂即愈。

这里面既用到了仲景阴阳脉法，也包含经方的脉证合参，其中当然也包括了基础的脉诊阴阳。这些我们都会在后文中详细阐释。

如果能够准确界定阴阳的盛衰，自然也就明确了相应的治法。但是，既然阴阳盛衰的内涵如此丰富，那么看起来阴阳盛衰的诊断也并非易事，在我们理解了阴阳盛衰的内涵和治法以后，如何能够快速、准确地诊断出阴阳盛衰便成为了最后的关键！

针对阴阳盛衰中涵盖了单纯的虚证和实证，我们通过临床症状也是很容易诊断出来，比如，阳虚和阴虚是比较容易诊断的，实热和实寒也很容易区分。但是，面对阴阳盛衰理论涵盖的多重病机并存的情况，单纯通过症状表现就会难以诊断，实际操作时会让我们分不清轻重主次，如果在这样模糊的基础上进行治疗，往往没有重点，结果也经常是无效。

　　面对一个复杂病情的患者，从阴阳盛衰的角度，我们需要一种能够明确主要矛盾的方向性诊断方法。为此，我们从仲景书和中医原始著作中进一步发掘了一种通过脉诊诊断的方法，我们称之为仲景阴阳脉法。

第二节　阴阳盛衰的诊断

在《脉经·两手六脉所主五脏六腑阴阳逆顺》中，记载了一本非常古老的中医文献《脉法赞》的原文，其中云："左主司官，右主司府。"就是指左手的寸口脉主司"官"，右手的寸口脉主司"府"。后续又讲："察按阴阳，谁与先后。阴病治官，阳病治府。"这里明确了两个信息：第一，这是用于诊断阴阳的；第二，左手脉主阴病，右手脉主阳病。

这就是通过左右手的寸口脉来诊断阴阳的方法，并且是左阴右阳，这与后世总结出来并基本形成共识的左血右气是吻合的，道理也是相通的。这种认识，与脏腑脉诊流派总结出来的左升右降也是同样的结果。

另外一篇中医经典的文献也是同样的思想，《素问·六微旨大论》中云："天气下降，气流于地；地气上升，气腾于天。故高下相召，升降相因，而变作矣。"天为阳，地为阴，天气下降与地气上升，也就是阴升阳降，这是阴阳升降和变化的基本规律。回归到寸口脉，就是左手脉主阴以升为顺，右手脉主阳以降为顺。

需要特别说明的是，由于各家学术流派对于阴阳的界定不同，故而阴阳脉诊就有差异。亦有同道好友如王伟老师以"出入多少定阴阳（三阴三阳）"，提出"左手人迎主阳（三阳）、右手气口主阴（三阴）"的观点。学术角度不同而已。

我的学术观点很简单，即左脉诊"阴"盛衰，右脉诊"阳"盛衰。

为方便记忆，大家可参照《内经》上的那句名言"左右者，阴阳之道路也"。

左右阴阳，左阴右阳。

《金匮要略》曰："夫脉当取太过不及。"何谓太过？就是从脉象表现更为突出或有力。何谓不及？就是脉象表现更沉细或无力，仲景脉法就是这样用阴阳二分法或三分法来辨脉。脉诊既可以诊断阴阳，又可以诊断盛衰，自然可以直接诊断阴阳的盛衰，具体为把诊断阴阳的脉分左右与太过不及结合起来。

阴阳的盛衰在脉诊的总体表现就是太过和不及，盛则脉太过，虚则脉不及。具体为阴盛表现为左脉太过，阳盛表现为右脉太过；而阴虚表现为左脉不及，阳虚表现为右脉不及。

需要说明的是，以上详细讲解仲景阴阳脉法的来源，是希望读者从根源上明白这是依据仲景反复强调的大法，一切的启发来自中医经典而非杜撰，并且以上看起来大都是理论的探讨，实际上几乎全部都是为临床服务的，这些具体脉诊的左右手太过不及的表现，都经过笔者临床多年反复验证，无不一一对应效验。

为了探索准确快捷地诊断阴阳盛衰的方法，并得出如上的结论，笔者经历过一个长期艰苦摸索的过程。

从最早学习经方时，就关注了这个大法，主要是因为阴阳盛衰在仲景书中太特殊了！

我们读仲景书就会感受到，他是一个惜墨如金的人。《何颙别传》记载："同郡张仲景总角造颙，谓曰：君用思精而韵不高，后将为良医，卒如其言。"何颙是张仲景的南阳老乡，曾经官致议郎，属于中央要员，大概相当于今天的国务委员。记载的意思是何颙评价张仲景思考问题深入而细致，但比较低调不张扬，以后能成为良医。就是这样一位理性不张扬的人，张仲景把正文中的三个感叹句全部用于强调这个大法，在仲景心中能不重要吗？

面对如此重要的一个大方向，仲景又特别重视脉诊，执简驭繁是仲景的风格，那么一定可以通过脉诊诊断出阴阳的盛衰。

但具体到这句话"夫阳盛阴虚，汗之则死，下之则愈。阳虚阴盛，汗之则愈，下之则死"。就会遇到一个核心问题，就是如何通过脉诊分阴阳？怎么用脉诊分阴阳才能够完美对应这个大法呢？

张仲景的脉法是以阴阳为辨脉总纲，仲景脉法里面的阴阳内涵很丰富，包括从脉象分阴阳、从诊脉部位分阴阳、从气血营卫分阴阳、从浮沉分阴阳等。

一、从脉象分阴阳

仲景书正文第一句就是讲以脉象分阴阳。《伤寒论·辨脉法》第一句："问曰：脉有阴阳，何谓也？答曰：凡脉大、浮、数、动、滑，此名阳也；脉沉、涩、弱、弦、微，此名阴也。凡阴病见阳脉者生，阳病见阴脉者死。"按照这样区分阴阳，阳盛的脉诊表现就是脉更加的大、浮、数、动、滑，还算顺畅。阴盛的脉诊表现呢？就应该是沉、涩、弱、弦、微更加"盛"？这于理不通。另外，阳虚用这样的脉象界定，也没有道理，因此，绝不是按照脉象分的阴阳，更无法据此判断阴阳的盛衰。

二、从诊脉部位分阴阳

这个方法初看起来是最简单直接的。《伤寒论·辨脉法》中曰："阴脉不足，阳往从之，阳脉不足，阴往乘之。曰：何谓阳不足？答曰：假令寸口脉微，名曰阳不足，阴气上入阳中，则洒淅恶寒也。曰：何谓阴不足？答曰：尺脉弱，名曰阴不足，阳气下陷入阴中，则发热也。"这里明确提示是讲"阴脉""阳脉"，这不就是脉分阴阳吗！此外还讲"阴脉不足""阳脉不足"，岂不就是在讲阴阳盛衰的脉？加之原文明确提示，寸口脉微就是阳不足，尺脉弱就是阴不足，非常明确地告诉我们，就是以尺寸脉分阴阳，寸脉候阳，尺脉候阴。这就是以寸口脉的尺寸分阴阳。此外，《伤寒论》第12条，讲桂枝汤的脉是"阳浮而阴弱"，这里也是脉以尺寸分阴阳。

按照脉以尺寸分阴阳的方向，阳盛阴虚，就是寸脉实大而尺脉虚小，如此不能发汗，需用下法。《伤寒论》第94条也提示："但阳脉微者，先汗出而解。但阴脉微者，下之而解。"这看起来是一个统一的思想。但是与具体方证比对就出现了问题，这不符合仲景书中桂枝汤证的脉。桂枝汤证的脉是"阳浮而阴弱"，既然是阳脉浮，那么肯定不是以浮沉分阴阳了，否则怎么会出现阳浮呢？这里就是以尺寸分阴阳。桂枝汤证的"阳浮而阴弱"脉，就是寸脉显著而尺脉弱，这不就是阳盛阴虚吗？"阳盛阴虚，汗之则死"，但桂枝汤属于汗法，这明显提示这个认识方向的错误。

此外，像吴茱萸汤证的脉象，同样是寸脉显著而尺脉弱，用药大都是辛温的药，属于汗法，与这种分阴阳的方法均不符。《伤寒论》第286条曰："阳已虚，尺脉弱涩者，复不可下之。"这个提示也与该方向不符。

同样按照这个方向，阳虚阴盛，就是寸脉虚小而尺脉实大，如此不能用下法，需用汗法。这样的脉临床相对要少，但也是有的。这类脉象大多见于这些情况，比如下焦水饮、下焦血瘀等下焦的实证。比如大黄牡丹汤证，就是尺脉实大而寸脉相对虚小，但实际应用的都是下法！也就是说，这个方向与临床实际有诸多的严重不符。带着对尺寸分阴阳这个方向的诸多困惑，笔者仍旧在临床中体会和感受，发现其确实难以在临床中指导方向。

三、从气血营卫分阴阳

从气血营卫分阴阳，与"阴阳盛衰诊断大法"完全不是一个关注的方向，不符。

四、从浮沉分阴阳

从浮沉分阴阳，既是仲景书中的方法，也是《难经》中的方法之一。如此分阴阳，则浮为阳，沉为阴，浮主表，当用汗法，沉主里，当用下法，与"阴阳盛衰诊断大法"中的阳盛用"下法"阴盛用"汗法"完全相反。

仲景书中难明方向，唯有从其他中医经典中寻找。《素问·阴阳别论》曰："所谓阴阳者，去者为阴，至者为阳。"就是以脉动之去来分阴阳。来盛为阳盛，符合用下法，去盛为阴盛，符合用汗法。来虚用温阳升法，去虚用养阴降法也是符合的。笔者也对这个方向进行了大量的临床验证，这其中有一个最大的问题，就是除非有比较突出的盛衰表现，否则实际上相对难以体会，难以体会的方法就很难复制和传承。因此，这个方法可以参考，但难以作为最直接、快捷的方法。

经历了以上的历程，笔者一直在探寻一种更便捷并准确的诊断阴阳盛衰的方法，多年来带着这个问题，期间几乎遍览了历代脉学相关的著作。沿着读经典、做临床的方向，正所谓"念念不忘，必有回响""思之思之，鬼神通之"，临床中，我们都会发现一个非常明确的脉诊表现，就是许多患者的左右手脉区别很大，这种区别带来的信息是否符合阴阳盛衰的表现呢？经临床反复验证，竟然严丝合缝！最终确定为以左右手脉分阴阳，以太过不及定盛衰。

这时再回到与脉诊相关的古籍时发现，这与古人早就揭示的左主阴、右主阳是相同的，与后世总结的左血右气是吻合的，并且左右脉进行比对，也是非常明显且容易操作，真是众里寻他千百度。

经过对所有经方脉证的解读和在临床中的反复验证，确认这就是最简单快捷且准确的阴阳盛衰诊断方法。为了取长补短，我们也可以将以脉之去来分阴阳的方法，直接融入太过不及的思想当中。

需要说明的是，这里提及的阴阳盛衰理论及诊断，包括后续将阐释的升降治法、脉证等，仲景之后的历代医家也有从不同的角度进行过探索，比如金元时期张子和对治法的延伸、明代周慎斋对脉证的探索、民国王雨三对阴阳盛衰的研究和应用等，都值得参考。

举例如下：

麻黄汤证属于阴盛为太过，治用辛温升法，其具体脉象是浮脉，临床就是左手脉更加突出。

实热证属于阳盛，治用苦寒降法，脉诊表现为太过，大黄黄连泻心汤组方均为苦寒药物，为针对实热证所设之方，《伤寒论》第154条："心下痞，按之濡，其脉关上浮者，大黄黄连泻心汤主之。"临床中大黄黄连泻心汤证就是右侧的关脉非常突出。

同样的道理，四逆汤证属于阳虚，治用甘温升法，就是右手脉更不及，表现为脉更无力；百合地黄汤证属于阴虚，治用甘寒降法，就是左手脉更不及，表现为脉更细。

此外，反过来就可以依照左右手脉的太过不及来确定阴阳的盛衰，比如，小柴胡汤证临床表现为左脉太过，就属于阴盛，属于用升法治疗。

通过诊断阴阳的盛衰，可以直接明确治疗的方向，具体有如下两方面的临床意义：

1. 诊断单纯的阴阳盛衰并确认治法

脉诊总体为太过，则左脉太过当用辛温升法，右脉太过当用苦寒降法。脉诊总体为不及，则左脉不及当用甘寒降法，右脉不及当用甘温升法。

为了方便记忆，我总结了一句话：

辛温汗法为升，苦寒下法为降。

实则左升右降，虚则右升左降。

2. 针对复杂病情通过诊断阴阳盛衰确定治疗方向

临床当中，经常会面对多种病机并存，基础病机与病理产物并存等复杂的病情。那么，通过脉诊确定阴阳的盛衰后，就可以根据当下的疾病状态结合症状确定当下的总体治疗方向。

比如：患者为虚证，主要表现为左脉细，则主要为阴虚、津液虚、血虚，用滋阴润燥养血之降法；如果主要表现为右脉迟，则主要为阳虚、气虚，治用甘温的升法。

又比如：患者为水饮，那么表现为左脉太过则用升法，比如厚朴麻黄汤、苓桂术甘汤；如果表现为右脉太过则用下水之法，比如泽漆汤、枳术汤（图 21）。如果表现为右脉不及则用温阳的升法，比如真武汤、桂枝去芍药加麻黄附子细辛汤；如果表现为左脉不及，则用滋阴的降法，比如肾气丸，肾气丸（图 22）的君药为干地黄，兼以酸味的山茱萸，总体属于滋阴敛降之方（肾气丸有人认为是典型的阳虚，但我们认为实际上是阴阳两虚、阴虚为主）。

如此，我们面对的患者无论病情如何复杂，无论合并了多少病机，我们都会非常客观准确地明白当下的治疗方向，结合后续讲解的脉证合参，还可以具体到应用方药的层面。

枳术汤(右手)

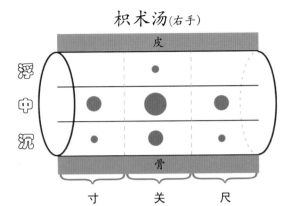

图 21　枳术汤脉证图（水饮右降）

肾气丸(左手)

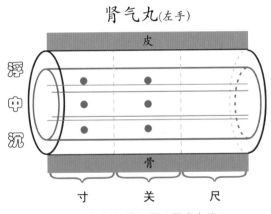

图 22　肾气丸脉证图（阴虚左降）

第三节　临床操作步骤

临床中，脉诊的结果非常容易被望诊、问诊、闻诊获得的信息所影响，患者如果诉口苦、咽干、目眩，我们很容易先入为主地认为很可能是小柴胡汤证，这时再去诊脉往往不自觉地就感受到是弦脉，这样获得的脉诊结果往往不客观。因此，虽然中医诊断讲求四诊合参，以追求获得精准和全面的诊断信息，但从快速掌握仲景阴阳脉法的角度，我强烈建议大家在学习早期，尽量要刻意地先进行脉诊，在脉诊之前尽量不问诊，即使患者主动要先诉说症状，也要告知在诊脉后再沟通，以求获得排除任何影响的脉诊客观信息。

在以上前提下，临床应用仲景阴阳脉法可以按照如下步骤操作。

一、确定总体脉是太过还是不及

通过全面诊查患者双侧（左右手）的寸口脉，感受脉诊的总体状况是太过还是不及（关于太过不及，后文仍有详细阐释，在这里可以暂时理解为：太过就是脉突出、容易摸到，不及就是相对不容易摸到。如果读到这一部分还是难以理解，请读完下一章后再重新阅读操作步骤一节）。

所谓太过，就是脉实、证实；所谓不及，就是脉虚、证虚。所以，不及、太过亦可用虚实的术语来指代。

具体为感受脉动的力量和脉管的粗细，目的是了解患者气血总体的盛衰，其中脉动力量对应气（阳气）的盛衰，脉管粗细对应血（阴津血）的盛衰。对于总体脉的把握，既包括左右手，也包括寸关尺和浮中沉。需要强调的是，诊查范围一定要包括沉位。

确定总体脉的太过不及，既是我们判断患者整体虚实的重要方法，更是后续实施仲景阴阳脉法的基础。如果确定了总体脉的太过，后续的重点是直接判断病位；而如果确定了总体脉的不及，后续将判断具体不及的部位或相对太过的部位。

请注意，我们在这里提出了一个"相对太过"的概念，完全是本着符合临床实际的原则。什么是"相对太过脉"？就是在总体脉象不及的前提下，其中有一部或者几部的脉相对突出，我们称之为"相对太过脉"。可以理解为：整体脉不明显，而在此基础上，还是有一个相对比较明显的脉。"相对太过脉"在临床中也是比较容易探知的，但一定不要忽视总体脉不及这个前提，就是说总体脉太过下的太过脉就是太过脉，总体脉不及下的太过脉，就是相对太过脉。

无论是太过脉还是相对太过脉，都是相对突出的脉，单纯就两者进行区别，并无量化标准。一般情况下容易鉴别，但有时单纯从两者的程度区别，就颇有难度，即使有区别也是在丝毫之间，难以掌握。而两者的分别就是总体脉判断结果的不同。

这里要强调，鉴于后续对太过脉和相对太过脉在确定治疗方向上，几乎是相反的，因此，掌握仲景阴阳脉法的第一步非常关键。

为了在确定总体脉太过、不及这个环节上不出任何偏差，在早期我们没有更多体会时，提供给大家三个办法：

第一，要加强对正常脉或健康脉的体会。这要求我们平时要多练习对健康人脉象的感受，以求知常达变。

第二，结合其他信息。如果单纯诊脉难以判断时，可以结合望诊和闻诊，即观察患者的行动、面色，仔细鉴别患者声音的高亢、低怯等，把这些信息与脉诊结合起来，不断体会。

第三，反复验证提高。即使已经完成后续提到的步骤，仍旧可以结合问诊，重新返回第一步验证，甚至根据患者的疗效来验证我们早期的判断正确与否。

二、如果总体脉属于太过，则根据最强太过脉"在左脉、在右脉"确定相应的治法

如果左脉更为太过则直接提示治法为辛温升法，右脉更为太过则直接提示治法为苦寒降法。

临床中，有些患者的脉诊表现会有一个特别突出的太过脉，往往会出现寸部、关部及寸部以上达到或超过腕横纹的高度，这样的表现一般被古人称为"溢脉""动脉"，这些太过脉像一颗豆子一样突出，甚至我们直接通过肉眼就能够看到一个突出搏动点。面对这种情况我们当时即可确定是太过脉，这也是比较常见的。

但这里要强调，即使是这样的情况，仍旧不能省略以上的第一个步骤，以及后续我们所强调的对这个突出脉脉位的进一步探查。

三、如果总体脉属于不及，则分辨左右侧确定相应的治法

如果在总体脉不及的前提下，左脉无论是出现不及还是相对太过均用甘寒降法，右脉无论是出现不及还是相对太过均用甘温升法。

在脉总体不及的前提下，其中如果出现具体部位的不及脉，还是非常明显的，就是所有的脉都不及，但其中的某一部脉明显地"塌陷"或者无力感非常突出，甚至在某一部几乎感受不到脉动的程度。

在总体脉不及的前提下，相对太过脉就是所有的脉都不及，但其中的一部或者几部相对容易摸到。相对太过脉与典型的太过脉无论从脉动的力量还是范围上仍旧是有一定的区别，这相当于"小个头的西瓜"与"大个头的苹果"的区别，临床仍旧需要认真体会。

为方便读者记忆，笔者总结了如下"仲景阴阳脉法口诀"：

阴阳盛衰：

"阴津血"为阴，"阳气"为阳

阴盛阳虚，阳盛阴虚

阴阳脉诊：

左脉诊"阴"盛衰，右脉诊"阳"盛衰

气血津液实证，独分"左右阴阳"

升降治法：

辛温汗法（甘温辛补）为升，苦寒下法（甘寒苦补）为降

实则"左升右降"，虚则"右升左降"

第四章　经方脉象

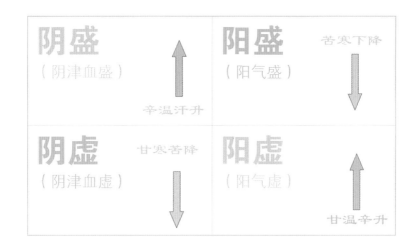

经方流派的脉诊

　　为了更加全面地掌握仲景阴阳脉法，为了更加精准地实现脉证结合高效应用经方，我们有必要对脉学以及经方的脉诊进行一些深度的了解。

一、脉诊及历史

　　脉诊作为四诊之一，是中医诊断的重要手段。脉诊被历代医家所重视，脉学的发展有一个历史的过程。脉诊最早是从通过诊查血脉来诊断疾病，逐渐发展到诊查经脉上的脉动，直到战国时代的扁鹊提出独取寸口，脉诊才逐渐以诊查寸口脉成为主流。扁鹊之后重视脉诊的医家，对脉诊的不同侧面都进行了不断地完善，并形成了丰富的脉学流派。

　　我们从仲景书中可以发现，医圣张仲景非常重视脉诊，除了在各篇以"病脉证治"命名外，在应用经方辨证时，切实地融入了许多脉诊的因素。处在东汉末年的仲景，还传承了那个时代多个脉诊流派的优秀部分。从脉诊的部位看，仲景在诊查寸口脉的同时，也经常诊查趺阳脉、少阴脉等。从寸口脉的分部看，仲景传承的脉法有的是将寸口脉分三部，为寸关尺，有的分成两部，为阴脉、阳脉。因此，我们为了更好地领会仲景学说，特别是其中的脉诊知识，需要对仲景当时应用的脉法进行梳理学习。

二、经方流派的脉诊

　　仲景之前的经方流派现存的著作中，比如《神农本草经》是没有脉诊的，即使是学术界对于真伪仍有争议的《辅行诀脏腑用药法要》，全书当中也几乎没有脉诊，在现存的六个抄本当中，只有其中一个抄本当中出现了一处脉诊，是否错抄有待确定。长沙出土的西汉马王堆医书，其中有一部著作《五十二病方》，从书名看，应该是经方流派的著作，实际内容也确实是研究应用方药治病，但是其中并无脉诊相关的内容。仲景书以后，唐代孙思邈的《千金要方》和《千金翼方》，因为也是研究应用方药治病，仍旧是经方流派的著作，其中除了收录的仲景书原文有脉诊外，其他所有传承的应用方药治病的内容中均无脉诊。其他像《外台秘要》《小品方》，也是研究应用方药治病，同样是在记录多个症状之后，直接给出处方，其中并无任何脉诊。

而经方流派中唯有仲景书，除了方、药、证以外，仍有大量的脉诊的内容。面对我们目前能够查到的文献，客观地反映出的这个现象，不得不让我们有这样一个认识，就是医圣张仲景开创性地把脉诊融入经方的应用。之所以这么说，有学者研究发现，脉诊的起源来自于经脉，从流派看脉诊的源头是来自以研究经络为主要内容的医经派而非经方派。

由于我们学习中医经典，最好是在明确原始思维的基础上再根据实际需要进一步学习，也就是说，脱离了原始思路的发展，往往容易让人走入歧途。那么，基于以上脉诊的历史，以及对经方流派脉诊历史的梳理以后，我们对于研究仲景书中的脉诊知识，参考一些医经派的著作和知识，是符合仲景思维的。

笔者认为，中医经典的传承，应当师古而不泥古，既要尽最大可能地领会原始思路，又要根据实际进行适度地发展和延伸，中医发展必须与时俱进。鉴于以上认识，我们将仲景书中出现的脉法进行梳理，并根据实际进行界定如下：

1. 仲景脉法总体是以阴阳为辨脉的总纲

仲景传承了多个流派的脉法，但是仲景脉法的总体是以阴阳为总纲，因此，无论我们在领会仲景脉法还是发展仲景脉法时，都不能偏离这个主线。

2. 将仲景书中的脉诊内容全部归入寸口脉

在仲景书的序言当中，仍旧对"人迎趺阳，三部不参"提出了批评，结合仲景书中对趺阳脉、少阴脉的应用，我们可以明确，脉诊虽然在扁鹊时代已经提出独取寸口，但是即使到了仲景时代，仍旧是传承了许多遍身脉诊的内容。如今我们传承仲景脉法，应当与时俱进，独取寸口更加方便。当然，我们无论是在脉学研究还是传承方面，都应当把仲景书中对于其他流派脉法应用的宝贵思想进行吸收与转化。对此，笔者在临床当中进行了体验。比如，趺阳脉可以在寸口脉的右侧关脉体会，少阴脉可以在寸口脉的尺脉体会等，具体涉及到的相关内容，会在后文详解。

经方脉诊的目的和方法

一、脉候气血

脉诊的目的：通过诊查双侧的寸口脉（分寸、关、尺三部）来判断人体气血阴阳的盛衰、运行的状态和正邪交争的状态，从而结合症状以明确疾病的病位、病性、发展趋势和治疗的方向。

需要强调的是，脉诊候的是气血（阴阳），而不是把具体的脉象作为脉诊的主要目的，把握气血的状态所探知的指导临床的信息，其价值远远超过仅仅把握脉象用于推断病机的价值。

以上的界定，完全是按照阴阳的理论为依据。脉诊可以诊查人体的生理状态和病理状态，生理状态主要是气血运行的基本状态，而病理状态包括气血阴阳的盛衰、正邪交争的状态（关于正邪交争，我们会在后文专篇讲解）。脉诊的目的是为了更好地为治疗服务，因此需要明确病位、病性，也包括了发展趋势、治疗方向，甚至可以具体到方药这个层面。我们在研习了历代医家的脉法以后，都会有一个认识，一般脉诊的目标是判断出某一个病机，主要是通过一个脉象来推断病机，后世医家大都是沿着这个方向不断探索。而仲景脉法给我们提示的思想却大不相同，把脉诊和治疗结合起来，是仲景脉法的独有的重要特点之一。

之所以要对脉诊的目的进行清晰地界定，是因为脉学有多个流派，各自研究的侧重点又有所不同，我们本着应用方药治愈疾病的目的，特别是重点参考仲景书中提示的脉诊思想，因此，我们需要对脉诊主要诊查的目的进行明确。

二、独异者病

独异：如果寸、关、尺其中的一部或几部脉明显异于其他部的脉，称为独异，分别表现为太过或不及，独异可以反映疾病的病位、性质、发展趋势和治疗的方向。

太过：分两个方面，一是总体上与平脉相比，脉动（脉搏的搏动称为脉动）的力量更强或脉管（脉搏搏动的管道称为脉管，即脉诊指下的桡动脉）更宽大；二是双侧的寸关尺（共计六部）中有一到三部的搏动明显地更强或者脉管更宽大。临床应用以某一部（寸关尺）最容易触及或某一位（浮中沉）脉动最强为把握点。

不及：从具体感受上分两个方面，一是总体上与平脉相比，脉动的力量较弱或脉管较细；二是双侧的寸关尺有一到三部的搏动明显地较其他部的脉更弱或不容易摸到脉动，临床就像某一部脉"塌陷"下去一样。

脉诊的方法：主要为诊查整体脉（包括左右、寸关尺、浮中沉）的状况与特殊的不同。

从一分为二的角度与一分为三的角度看待问题，都是阴阳理论的基本方法。《金匮要略·胸痹心痛短气病脉证治》曰"夫脉当取太过不及"，在《伤寒论·平脉法》中也提示："三部不同，病各异端，太过可怪，不及亦然。"这就是仲景脉诊的基本方法之一，就是诊查脉的"太过"和"不及"。无论是特殊的太过还是不及，都可以称之为"独异"，独异可以反映很大的信息量，包括病位、病性，甚至包括从病势到方药。比如，《伤寒论》第154条："心下痞，按之濡，其脉关上浮者，大黄黄连泻心汤主之。"其中的关上浮就是太过的独异。

第三节　三部三位

　　为了准确高效地诊疗疾病，我们最终要落实到具体治病的方药上来。那么，我们只明确治疗的方向仍旧是不够的，最终仍旧要落实到开具出准确高效处方的目标。

　　为了达到这样的目标，从脉诊的角度，还需关注"寸、关、尺"三部及"浮、中、沉"三个位。

　　比如，左脉太过，是左寸脉太过还是左关脉太过？虽然都是用升法，但具体到最后处方上，左寸脉太过吴茱萸汤是常用的方，左关脉太过小柴胡汤是常用的方。此外，右关脉太过，但太过在浮还是中、沉，代表的病机和对应的方剂都是不一样的。因此，关注三部和三位，是最终我们实现脉证合参准确高效应用经方不可或缺的一个步骤，也是仲景阴阳脉法的学术内涵之一。

一、寸关尺

　　脉分寸、关、尺三部，通过诊查三部，主要用于初步判断疾病的病位：

　　寸部及以上：主要对应胸膈及以上部位的"上焦疾病"。

　　关部：主要对应胸膈到肚脐之间的"中焦疾病"。

　　尺部及以下：主要对应肚脐及以下部位的"下焦疾病"。

　　从脉诊的历史看，虽然从扁鹊开始已经倡导独取寸口，但扁鹊并没有把寸口脉明确地分成寸、关、尺三部，即使到了仲景时代，在寸口脉上仍旧传承的是不分部、分两部和分三部这样的不同。《内经》里面记载的不同脉法的流派，在分部上仍旧如此，倡导寸口脉明确地分成三部者，是从华佗时代才开始的。

把寸口脉按照脉动的深浅进行分位，在仲景书中就有这样的思想。把寸口脉分成浮、中、沉三位，是后世对脉诊学的发展，但这与分寸、关、尺三部一样，都是符合阴阳理论一分为三的基本方法。

注意：

临床当中，会遇到在寸脉的位置以上仍旧能够候得脉动，这种情况在《难经》与《脉经》中均称之为"溢"。在当今时代的患者中，这种情况非常常见，有的在腕横纹以上的位置甚至出现一个显著的溢脉，并且是"上下无头尾，如豆大"的"动"脉，这均是独异的一种。

此外，还有在低于尺脉的位置，仍旧能够候得脉动，被称为"覆"脉。

无论是溢脉还是覆脉，都涵盖在了我们上面所界定的寸、关、尺三部当中。后文为了提示一些特殊的脉诊表现，我们也会用到溢脉、覆脉这样的说法。

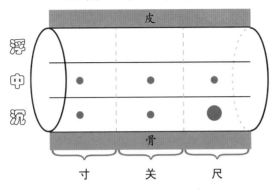

图 23　麻黄附子细辛汤脉证图（阴盛左升）

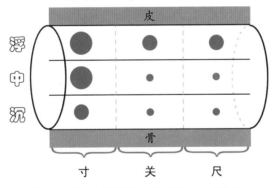

图 24　葶苈大枣泻肺汤脉证图（水饮右降）

　　1.临床中经常会出现一部以上的独异，总体多见于三种情况：第一种是出现一部以上的太过脉，这时以最强的太过脉为准；第二种是出现一部以上的不及脉，这时以最突出的不及脉为准；第三种是太过不及夹杂出现，这时根据总体脉判断。

　　2.出现一部以上的独异，可以用浮中沉来验证。

二、浮中沉

从深浅的角度，脉管可分为浮、中、沉三层（如图 25），各占脉管"直径"约三分之一。

"最强脉动"在脉管的"浮位（脉管上方三分之一）"，即是"浮脉"。

"最强脉动"在脉管的"中位（脉管中间三分之一）"即是"中脉"。

"最强脉动"在脉管的"沉位（脉管下方三分之一）"即是"沉脉"。

一般来说，"中脉"与"沉脉"统称为"沉脉"。但是，笔者特意提出"中脉"这个特定的脉位，以便更精细进行脉诊。

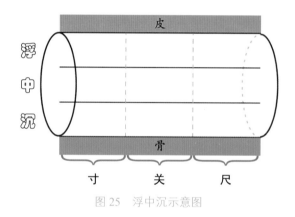

图 25　浮中沉示意图

临床当中把握三位，可以参考这样的步骤：

第一，从最轻的力度能够触摸到脉管搏动的深浅程度，为浮位。

第二，从浮位向下用力触压脉管，直到接近骨骼但仍有脉管搏动的深度，为沉位。

第三，两者深浅之间为中位。

浮脉：代表表证或上焦疾病。治法一般为汗法或吐法，代表方为麻黄汤、瓜蒂散。

中脉：代表半表半里或中焦疾病，治法一般为和法，代表方为小柴胡汤、半夏泻心汤。

沉脉：代表里证或下焦疾病。治法一般为下法或补法，代表方为大承气汤、四逆汤。

有人会问"浮中沉"与"寸关尺"，到底有什么样的关系，是各自独立？还是同体异名？

我在多年的临床中发现，通过摸"浮中沉"和"寸关尺"，基本可以摸出同样的病位。也就是说，大多数的时候，浮与寸对应、中与关对应、沉与尺对应。举例来说，寸脉异常，则大多数会出现浮脉；关脉异常，则大多数出现中脉；尺脉异常，则大多数出现沉脉。虽然不是百分之百一致，但有大约80%以上的概率二者一致。

换个角度说：

上焦疾病（寸）多为表证（浮）；

中焦疾病（关）多为半表半里证（中）；

下焦疾病（尺）多为里证（沉）。

从诊断上来看，诊断"寸关尺"比诊断"浮中沉"相对更容易操作，因此，一般可直接通过"寸关尺"来诊断病位，用浮中沉来验证病位，或者两者结合起来以准确判断病机和病位。具体方法，我们将在代表方中具体讲解。

第四节　脉象归类

一、脉象归类

我们以最早描述脉象的《脉经》中的记录为基础,将 24 种脉象进行了归类,有利于清晰明了地把握规律。

表 1　24 种脉象的归类

		分类	名称	脉经描述	脉象对比
脉位	外	浮	浮	举之有余,按之不足	浮有力而中沉皆逐渐无力
			洪	极大在指下	浮中沉皆有力
			芤	浮大而软,按之中央空,两边实	浮稍有力,中沉皆豁然无力
	里	沉	沉	举之不足,按之有余	沉有力
			伏	极重指按之,着骨乃得	唯沉取得脉,其余皆显著无力
			革	有似沉伏,实大而长微弦	较沉位置更深且更有力

	分类	名称	脉经描述	脉象对比
脉力	有力 数	数	去来促急	脉来有力
		滑	往来前却流利，展转替替然，与数相似	脉来更有力
		促	来去数，时一止复来	脉来更有力而时有早搏
		代	来数中止，不能自还，因而复动	脉来有力而有停顿
		实	大而长，微强，按之隐指幅幅然。（一曰沉浮皆得）	脉来有力且长
	无力 迟	迟	呼吸三至，去来极迟	脉来无力
		缓	去来亦迟，小快于迟	脉来较迟稍有力
		结	往来缓，时一止复来	脉来较迟更无力且有停顿
		虚	迟大而软，按之不足，隐指豁豁然空	脉来无力且边界不清
脉体	脉管细 细	细	小大于微，常有，但细耳	脉体细
		涩	细而迟，往来难且散，或一止复来	细而无力
		微	极细而软，或欲绝，若有若无	细而无力且边界不清
	边界不清 软	软（濡）	极软而浮细	浮位边界不清
		弱	极软而沉细，按之欲绝指下	沉位边界不清
脉形	形	散	大而散	脉流散大
		动	见于关上，无头尾，大如豆，厥厥然动摇	脉体短促
		紧	数如切绳状	脉流拘急
		弦	举之无有，按之如弓弦状	浮取不显而中沉有力如弦

从上表可见，我们把握脉象时其主要方向为把握脉位、脉力、脉形、脉体这四个方面。

脉位与病位相对应，浮以候表，沉以候里；

脉力候阳气之多少，有力则气盛，无力则气虚；

脉体主阴血之盛衰，脉管宽大则阴血足，脉管细则阴血虚，脉管边界不清则有湿；

脉形体现特殊的正邪交争状态。

脉诊虽然非常重要，但是也被大多数医家认为很难学，之所以认为难学的主要原因，是后世往往忽略了脉诊的主旨思想，而把研习脉诊的主要精力放到了把握具体的脉象上。由于历代医家对脉象的描述非常抽象，并且有很大的不同，这造成了让后学无所适从的局面。

实际上，除了把握脉象外，更重要的是先把握太过不及的部位，其中既包括左右，也包括寸关尺和浮中沉。具体的脉象实际上是脉诊诊查的几个具体方向，在这些具体方向上，只是有程度的不同而已。

二、脏腑病位

《脉经·两手六脉所主五脏六腑阴阳逆顺》记载《脉法赞》云："肝心出左，脾肺出右，肾与命门，俱出尺部，魂魄谷神，皆见寸口。"这就是我们通常脉诊使用的"左手心肝肾、右手肺脾命"，也是我们的中医教材重点教学的一种脉法。这种脉法与我们现在掌握的仲景阴阳脉法有什么关联和区别呢？

我们需要明确，中医的脉诊有多个方向和流派，并且各有所长，关注的重点有所不同。脏腑脉法关注的是疾病具体所在的部位，也就是说，疾病具体在哪个解剖位置，这是脏腑脉法所擅长的，发展基础是古代比较原始的解剖学，所以有人称这种脉法是脏器脉法，我认为这种认识非常有道理。在此基础上，今天许多重视脉诊的专家把这种脉法发扬光大，出现了许多高手，就是把脉诊病，还是很准的，现在脉诊界统一将这个方向称之为精细脉法。

而仲景阴阳脉法候的是病机，并且是直接指导治疗方向，是把病脉证治一以贯之的脉法，这与脏腑脉法有着本质的不同。也就是说，仲景阴阳脉法直接关联治疗，甚至直接指导某一张具体的处方，包含了诊断和治疗两个方面，这也是我们的医圣张仲景所倡导的方向，按照这个方向来指导经方的应用，是非常适合的。

当然，脏腑脉法同样是很客观的，我们有时也可以参考借鉴，但是他们有着本质的不同。本质的不同在于从具体脉诊的结果看，脏腑脉法候的是邪气，而仲景阴阳脉法候的是正邪交争的状态，关于正邪交争，本书会在后续详细阐释。

第五节 病机与脉象

无论从理论还是临床的角度，病机与脉诊表现都是高度统一的，也就是说，有怎样的病机，就有对应的脉诊表现。

各种中医书籍所述的二十余种脉象，仅仅是脉诊的总体表现特征，而并不能表达脉诊全景，可以说，脉象仅是脉学的一部分而非全部。比如紧脉，具体是寸关尺的哪一部紧？或者是浮中沉的哪一个脉位紧？还是左右手哪一边更紧，不同的紧脉都具有不同的临床价值。因此，仅仅依靠脉象来探知病机，存在许多的不足，难以具体到直接指导方药的层面。

鉴于我们的临床辨证是为了达到高效准确的目标，脉诊就要精确到脉证的层面，脉证就是具体到适用于某一张方的病机层面。但是，脉证中也包含脉象，具体脉象对于判断病机是有一定意义的，即使我们在应用仲景阴阳脉法时，把握脉象也是具有一定实用价值的。

虽然从仲景时代就开启了对脉证的探索，但仲景以后鲜有医家沿着这个方向发展中医理论，这是非常可惜的。实际情况是，自《脉经》以后，历代医家把描述具体的脉象并联系病机这样的路径发展成了脉学的主流，甚至是全部。虽然这样的方向对于发展脉学是有意义的，但我们只要反复阅读经典，就会发现这并不符合古人最早应用脉诊的初衷，更不符合仲景学说的原意。当然，仲景书中有"风令脉浮，寒令脉急""风则浮虚，寒则牢坚，沉潜水滀，支饮急弦。动则为痛，数则热烦"等描述，但这仅仅是仲景脉法的一部分。即使我们学习脉学的经典《脉经》，也会发现，脉象仅仅占用了开篇的一个小节而已。

此外，本着尊崇经典的原则，我们界定和阐释病机与具体脉象的关系，为了避免落入窠臼或过于发散，依据仅为两条，一为《脉经》以前的经典著作，二为结合临床实际，即遵从两条原则：基于经典，符合实践。

因此，为了方便读者理解后续更深入的阐释，下面我们就各个病机的常见具体脉象进行界定。这里温馨提示，学习脉象以把握其主要特征为重点，不必花费大量精力来背诵记忆这些具体的、后世意见不统一的、纷繁复杂的脉象。因为"工之所知，道之所生也"，过多地纠结于这个方向"无益于治也"。把握脉象的总体特征，就是"知其要者一言而终，不知其要流散无穷"。

实寒证：紧、弦　特征：脉管拘急。

出处：

《伤寒论·辨脉法》："紧则为寒。"

《伤寒论·平脉法》："寒则牢坚""趺阳脉紧而浮，浮为气，紧为寒""诸紧为寒。"

《金匮要略·腹满寒疝宿食病脉证治》："胁下偏痛，发热，其脉紧弦，此寒也，以温药下之，宜大黄附子汤。"

《金匮要略·痰饮咳嗽病脉证》："脉双弦者，寒也，皆大下后善虚；脉偏弦者，饮也。"

按：

《伤寒论·辨脉法》曰："脉浮而紧者，名曰弦也。弦者，状如弓弦，按之不移也。脉紧者，如转索无常也。"这提示我们，紧脉与弦脉有相似之处，在临床中把握实寒证的脉即为一种"寒性收引"的感受。

由于实寒或邪气的存在，人体的气血就调整为比较拘急的状态，就像我们在冬天都收紧了毛孔一样，其实岂止毛孔收紧了，包括肌肉和脉管也被收紧了。脉象也是人体气血状态的一部分，我们在临床中把握实寒证的脉象重点，只需抓住脉管比较拘急的特征即可。

仲景书中对表证脉象的描述，仍旧有浮缓脉、促脉等，仍旧可以归入为实寒证相对特殊的脉象。

实热证：数、滑　特征：脉动有力、急促。

出处：

《伤寒论·辨脉法》："脉浮而滑，浮为阳，滑为实，阳实相搏，其脉数疾，卫气失度。"

《伤寒论》第 176 条："伤寒脉浮滑，此以表有热，里有寒，白虎汤主之。"

《伤寒论》第 350 条："伤寒，脉滑而厥者，里有热，白虎汤主之。"

《伤寒论》第 367 条："下利，脉数而渴者，自愈；设不差，必清脓血，以有热故也。"

按：

《脉经》曰："数脉，去来促急。""滑脉，往来前却流利，展转替替然，与数相似。"意思是数脉的特征是脉的去来都比较急促，滑脉与数脉相似，只是更加流利一些而已。

由于人体气血充足，兼以热邪壅盛，则鼓荡脉流有力急促，我们在脉象上的感受就是数脉或滑脉。

临床中把握实热证的脉象，以脉动有力急促为特征。这样的脉象特点，包括了后世的洪脉、大脉等。

仲景书中仍有以脉浮来表达里实热证，比如大黄黄连泻心汤的脉证被表达为关上浮，类似这样的表述，我们应当明确，仲景只是提示我们，实热证作为一种以总体太过为代表的脉诊表现，在浮位非常容易触及，但并非我们一般理解的以浮位作为最强脉动的浮脉。

需要说明的是，《脉经》中的数脉与后世以脉搏次数确定的数脉，从内涵上相比有很大的区别，从研究经典的角度，我们还是尽可能地参考年代相近的著作为佳。此外，从临床的角度，我们通过脉诊感受实热证，就是感受人体的气血是否充盛，脉动的力量就已经直接把这个信息传达给了我们。

虚寒证：迟、沉、微　特征：脉动无力。

出处：

《伤寒论·平脉法》："寸口脉弱而迟，弱者卫气微，迟者荣中寒。"

《伤寒论》第 92 条："病发热头痛，脉反沉，若不差，身体疼痛，当救其里。四逆汤方。"

《脉经·辨三部九候脉证》："微即阳气不足。"

按：

虚寒证与实热证相对，迟脉与数脉相对。《脉经》曰："迟脉，呼吸三至，去来极迟。"迟脉所表达的主要意思是脉的去来迟缓，之所以迟缓，是因为脉动无力。脉经中记录的微，也是脉动无力之意。

虚寒证就是阳虚证，阳不足则人体的动能不足，所以脉动无力。经典中虽然有对虚寒证沉脉的描述，但一定兼有脉动无力的特征，因此，虚寒证的总体脉象特征是脉动无力。兼有沉脉的虚寒证，临床中不容易摸到，只有按至沉位才能感受到较为无力的脉动。

仲景书中对于虚寒证仍有浮脉的描述，这就是临床中由于阳虚比较明显而虚阳浮越的脉象，这样的浮脉仍旧是一种不及脉，同样以脉动无力为特征。

气虚证：虚、微　特征：脉动无力。

出处：

《伤寒论·平脉法》："趺阳脉微而紧，紧则为寒，微则为虚，微紧相搏，则为短气。"

《金匮要略·血痹虚劳病脉证并治》："夫男子平人，脉大为劳，极虚亦为劳。"

按：

气虚证的主要特点就是气虚，气虚则气血循行推动无力，从脉管来感受就是脉动无力。

气虚证和虚寒证两者从脉象特征上并没有本质区别，包括气虚证也可能会出现在浮位，从而感受到一个相对突出的脉动，但其根本特征仍然是脉动无力。

《脉经》曰："虚脉，迟大而软，按之不足，隐指豁豁然空。""微脉，极细而软，或欲绝，若有若无。"其中虚脉就特别强调"迟"，也就是脉来迟缓无力，而微脉实际上包含了细和无力两个特征，气虚证重点要把握无力这个特征。

阴虚证：细、数　特征：脉管细，常兼有寸部或浮位的一个相对太过脉。

出处：

《金匮要略·百合狐惑阴阳毒》："百合病者……其脉微数……"

《金匮要略·中风历节病脉证并治》："防己地黄汤，治病如狂状，妄行，独语不休，无寒热，其脉浮。"

按：

阴虚证也就是虚热证。阴虚包含了血虚、津液虚，之所以仍旧把阴虚证单独拿出来讲，就是强调在血虚、津液虚的基础上兼有虚热的症状及脉诊表现。

脉管中的阴就是物质，阳就是能量。脉管中的物质少，就表现为脉管细、沉细。

仲景书中对阴虚证的脉象并无明确表述。百合地黄汤是阴虚证的代表方，原文描述百合病的脉象为微数，主要表达的也就是阴虚证脉管细而数的特点。防己地黄汤重用地黄，也是为针对阴虚证而设，其中的脉浮，就是在脉管总体细的基础上，往往寸脉的浮位还会有一个相对太过的脉，其代表的病机就是阴虚。

津液虚证：细、沉　特征：脉管细、沉细。

出处：

《伤寒论》第 286 条："少阴病，脉微，不可发汗，亡阳故也。阳已虚，尺脉弱涩者，复不可下之。"

《伤寒论》第 62 条："发汗后，身疼痛，脉沉迟者，桂枝加芍药生姜各一两人参三两新加汤主之。"

按：

人体的津液虚，在脉管的表现同样是脉细、沉细。286 条提示的不可发汗，就是为了强调避免在津液虚的基础上再伤津液，此处的微也主要是表达脉管细。62 条以脉沉表达发汗后津液虚的脉象，具体为沉细。

临床中，遇到大汗后、吐后的病人，由于津液在短时间内快速损失，就容易出现津液虚证，把握阴虚证的脉象有利于诊断。

血虚证：细　特征：脉管细

出处：

《伤寒论》第351条："手足厥寒，脉细欲绝者，当归四逆汤主之。"

按：

当归四逆汤（图26）是仲景书中特别重用大枣的一张方，重用大枣的目的是养血，针对的是由于血虚导致的手足厥寒，而血虚证对应的脉象就是细脉。

与阴虚证、津液虚证相同，人体的血为阴，气为阳，脉管中的血就是阴性物质，脉管中的血少了，脉管自然表现为细。

当归四逆汤提示的病机为在血虚的基础上血行不畅，所以导致了手足厥寒。因此，当归四逆汤证从病机上既可归入血虚证，也可以归入血瘀证。

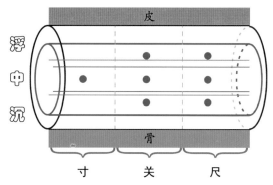

当归四逆汤（左手）

图26　当归四逆汤脉证图（血瘀左升）

水饮证：弦、紧　特征：脉管拘急。

出处：

《伤寒论·平脉法》："沉潜水滀，支饮急弦。"

《金匮要略·痰饮咳嗽病脉证》："脉沉者，有留饮。"

"脉双弦者，寒也，皆大下后善虚；脉偏弦者，饮也。"

"脉浮而细滑，伤饮。"

"脉弦数，有寒饮，冬夏难治。"

"脉沉而弦者，悬饮内痛。"

"膈间支饮，其人喘满，心下痞坚，面色黧黑，其脉沉紧，得之数十日，医吐下之不愈，木防己汤主之。"

"咳家其脉弦，为有水，十枣汤主之。"

"寸口脉弦而紧，弦则卫气不行，即恶寒，水不沾流，走于肠间。"

"心下有痰饮，胸胁支满，目眩，苓桂术甘汤主之。"

《金匮要略·水气病脉证并治》："脉得诸沉，当责有水。"

"其脉自浮，外证骨节疼痛，恶风；皮水，其脉亦浮，外证胕肿，按之没指，不恶风，其腹如鼓，不渴，当发其汗；正水，其脉沉迟，外证自喘；石水，其脉自沉，外证腹满不喘；黄汗，其脉沉迟，身发热，胸满，四肢头面肿，久不愈，必致痈脓。"

《伤寒论》第67条："伤寒，若吐，若下后，心下逆满，气上冲胸，起则头眩，脉沉紧，发汗则动经，身为振振摇者，茯苓桂枝白术甘草汤主之。"

按：

水饮证是临床当中常见的一类病证，症状表现纷繁复杂。仲景书中用了大量的脉象来表述水饮证，以上仅为不完全的引用，可见仲景面对水饮证复杂的症状，仍旧要更多地结合脉诊来判断，这体现了脉诊对于水饮证诊断的实用价值。

对于在经方学习中有一定基础的同道来说，对于以上原文中印象比较深刻的一般是茯苓桂枝白术甘草汤的脉象为沉紧，此方为水停心下而设，结合"脉得诸沉，当责有水"这句原文，很容易就认定水饮证的脉象就是沉或沉紧。实际上，我们结合水气病篇对风水、皮水的表述，水饮证仍旧可以出现脉浮。因此，茯苓桂枝白术甘草汤的沉紧脉，沉反映的是水饮在心下，而紧才是此处水饮证的特征。兼以"支饮急弦"等表述，因此我们将水饮证的主要脉象界定为弦脉和紧脉。

水饮作为一种阴性的病理产物存在于体内，那么人体正气自然要祛除这种病理产物。在人体正气难以自行祛除的情况下，正气就会将水饮"封闭"于人体的局部而避免其向全身"流溢"为患，这样就出现了类似实寒证的弦脉或紧脉。

鉴于水饮证在临床中比较多见，且水饮多存在于人体的内部，临床中出现沉紧脉、沉弦脉，均需结合临床症状确定或排除水饮证。

水饮证的脉象以脉管拘急为主要特征。

湿证：濡　特征：脉管边界模糊不清。

出处：

《脉经·平湿脉证》："太阳病，关节疼烦，脉沉而缓者，为中湿。"

《金匮要略·痉湿暍病脉证治》："风湿，脉浮，身重，汗出，恶风者，防己黄芪汤主之。"

《脉经·脉形状指下秘决》："濡者，如帛衣在水中，轻手相得。"

按：

湿邪作为一种病理产物，表达人体内存在弥漫的湿气，如自然界中的雾气、潮气，湿证患者的脉象也客观地反映出人体这样的病理状态。

湿证的脉象表现为濡，濡脉在《脉经》中被描述为"如帛衣在水中，轻手相得"，在临床中的特征就是脉管的边界模糊不清。

湿证与水饮证关系密切，类似于自然界中雾和露的关系，可以说湿证是弥散的湿气，而水饮证是结聚起来的湿气。因此，临床中也经常会出现湿证与水饮证兼夹或介于两者之间的脉象，从湿证到水饮证的逐渐转化，从脉证上就表现为脉管由边界模糊不清逐渐变化为脉管拘急，因此，有些水饮证的脉象，也表现为濡脉，比如前文提及的附子汤病例，其脉象就更偏濡。

临床常用脉管边界模糊不清来感受湿证的脉。虽然湿邪一般是以一种比较弥漫的状态存在于人体的全身，但有些也会相对集中于人体的某一个部位，这样我们就需要在寸关尺及浮中沉的各个部位分别体会，以精确确定病位。

血瘀证：涩、迟、细　特征：脉管细兼脉动无力、不流利。

出处：

《伤寒论》第 125 条："太阳病，身黄，脉沉结，少腹硬；小便不利者，为无血也；小便自利，其人如狂者，血证谛也，抵当汤主之。"

《金匮要略·惊悸吐血下血胸满瘀血病脉证治》："病人胸满，唇痿舌青，口燥，但欲嗽水，不欲咽，无寒热，脉微大来迟，腹不满，其人言我满，为有瘀血。"

《脉经·脉形状指下秘决》："涩脉，细而迟，往来难且散，或一止复来。"

《脉经·平杂病脉》："弦而紧，胁痛，脏伤，有瘀血。"

《中医诊断学》："涩脉，迟细而短，往来艰涩，极不流利，如轻刀刮竹。"

按：

中医经典中对血瘀证的脉象并无精确的表达，后世以涩脉、结脉来描述血瘀证的脉象。

人体内存在血瘀，则主要表现为人体局部或全身出现血流不流利。由于血瘀证与血虚证关系密切相互影响，血虚则血流缓慢容易导致血瘀，而血瘀的存在本身就会导致血流缓慢，因此血瘀证的脉象多表现为涩，其中也包含了细脉和迟脉。

临床中，病人脉管细兼脉动无力、不流利，提示有血瘀证的存在，这是血瘀证的基本表现。但鉴于血瘀证属于病理产物，在人体正气充足的前提下，就会出现正气与血瘀剧烈交争的状态，反而会出现一个太过脉，这样的脉一般多出现于尺脉的沉位，这往往就提示我们用下血之法。因此，判断血瘀证一般要结合临床症状，才更加快捷准确。

气滞证：短、弦、涩、动　特征：比较短且脉管拘急或不流利。

出处：

《伤寒论·辨脉法》："阴阳相搏，名曰动。阳动则汗出，阴动则发热。形冷恶寒者，此三焦伤也。若数脉见于关上，上下无头尾，如豆大，厥厥动摇者，名曰动也。"

按：

中医经典中对于气滞证并无准确脉象的表述。气滞证就是人体的某一个局部气机循行不畅。之所以出现这种情况，是由于此局部存在邪气，人体正气聚集于此局部与邪气相争所致。由于是局限于某一个部位，因此在脉象上表现为短。此外，人体正气比较充足时，正邪相争剧烈，这个短的脉就表现为脉管拘急；而正气不足时，就表现为短脉且不流利。

古人描述的动脉和后世描述的聚脉，也属气滞证的脉象表现。

小柴胡汤证属于气滞证，由于气滞于表里之间，且正气相对较足，就表现为局限在关部出现弦脉。半夏泻心汤也是正邪交争于中焦，同样在关脉出现一个局限的弦脉。

基于正气的盛衰，气滞证的脉表现为太过或相对太过。

食积证：浮、滑、紧　特征：左寸或右关局限的太过脉。

出处：

《金匮要略·腹满寒疝宿食病脉证治》"问曰：人病有宿食，何以别之？师曰：寸口脉浮而大，按之反涩，尺中亦微而涩，故知有宿食，大承气汤主之。"

"脉数而滑者，实也，此有宿食，下之愈，宜大承气汤。"

"宿食在上脘，当吐之，宜瓜蒂散。"（图27）

"脉紧如转索无常者，有宿食也。"

"脉紧，头痛风寒，腹中有宿食不化也。"

《伤寒论》第166条："病如桂枝证，头不痛，项不强，寸脉微浮，胸中痞硬，气上冲喉咽不得息者，此为胸有寒也，当吐之，宜瓜蒂散。"

按：

食积属实证，故为太过脉。

宜吐者表现在左寸，具体为浮、紧；

宜下者表现在右关，表现为滑、数等。

食积脉都属于局限于某一部的太过脉。

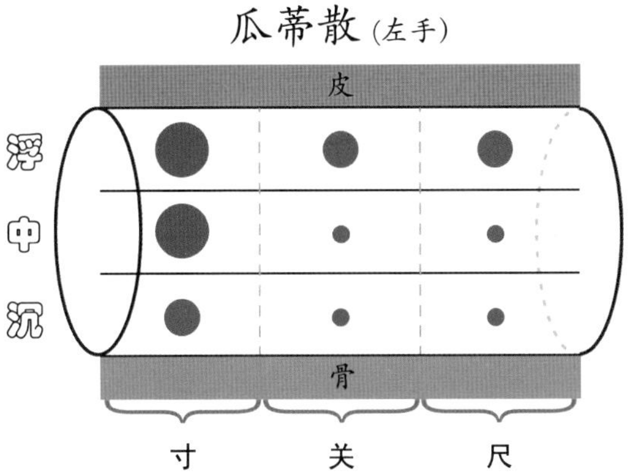

图27 瓜蒂散脉证图（阴盛左升）

第五章　脉证合参

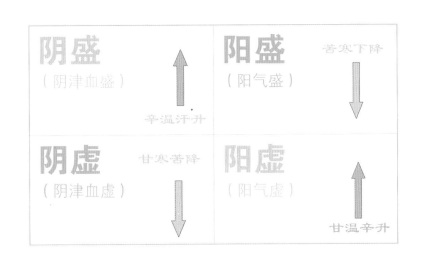

第一节 正邪交争

一个人患病，就一定会有症状，症状是中医精准施治的基础依据。因此，除了全面准确地掌握症状以外，了解和理解症状也非常重要，唯有如此，才能够真正获得症状给我们带来的信息。

经方大家胡希恕先生给中医的辨证施治下了一个定义：于患病机体一般的规律反应的基础上，而讲求疾病的通治方法。也就是说，辨证的依据是症状，症状就是患病机体的一般的规律反应。机体的反应，就是正邪交争的结果。因此，我们看待症状，不能看成是病因，而是一个结果，这个结果就是正邪交争的反应，是一种外在表现。

一、症状是正邪交争的反应

为什么说症状是正邪交争的反应呢？因为，症状出现的前提，是既有正气又有邪气，并且处于两者交争的状态中。

或许有人会问，如果仅有邪气没有正气，会不会出现症状呢？不会。仅有邪气的情况大概可以见于两种极端的情形，一种是正气完全消失仅有邪气，原因是患者已经死亡，那么这时再去辨证已经没有意义，患者无论是患有恶性肿瘤还是心肌梗死，都已经不可能会有任何的不适了。另一种有邪无正的情况，古人称之为"行尸"，是极为特殊的。

另外，有人也会问，唯有正气无邪气，会不会出现症状呢？也不会。有正无邪，那么就是平人、健康人，也不会出现需要治疗的症状。

只要有邪气的存在，正气就会自然地发现邪气，并与邪气做斗争，哪怕仅有一息尚存，正气就会斗争不止。因此，我们能够探查到的症状，全部都包含正气和邪气两方面的因素，是正邪交争的反应。

可以说症状是正邪交争的反映，没有正邪交争就没有症状。脉诊表现也是症状的一种，仲景阴阳脉法强调脉诊就是要发现正邪交争的状态。也就是说，仲景阴阳脉法候出的病机，包含了邪气也包含了正气，具体为正邪交争的状态，更加能够反映疾病在病人身上的生动客观的即时状态。

我们从仲景书的原文也能够明确这样的思想，比如《伤寒论》第97条："血弱气尽，腠理开，邪气因入，与正气相搏，结于胁下。正邪纷争，往来寒热，休作有时，嘿嘿不欲饮食……"这里就明确提示，小柴胡汤证的病机是"正气与邪气相搏结于胁下"，而出现的"往来寒热，休作有时，嘿嘿不欲饮食"等一系列的表现，其原因就是"正邪交争"导致的。也可以说，后续的一切症状表现，都是正邪交争的反应。

再比如桂枝汤证。外邪袭表，人体正气就会抗邪于表，在体表出现正邪交争的反应。桂枝汤证表现出来的发热、恶寒、汗出、脉浮等症状，都是正邪交争的结果。特别是其中的脉浮，客观地反映了正邪交争的状态。外邪袭表，则人体鼓舞正气充斥于体表从而御邪，鼓舞正气就是调动人体的气血，由于邪在表，自然是从人体的内部调动气血达表抗邪。但是，由于人体的正气不足，虽然鼓动了内部气血达表，但仍旧没有达到驱邪外出的目标，从而处在这样一种正邪交争的状态中。

由于人体的气血欲抗邪而充斥于体表，脉诊表现上就是在代表人体上部和外部的部位出现太过脉，因此表现为寸脉浮。因为在人体上部和体表的气血是由内部调动而来，所以，人体内部的气血就会较平素更少一些，所以在尺脉和沉位都会较平时弱，因此，仲景客观地描述为"阳浮而阴弱"。

针对这样一种正邪交争的状态，自然应该从两个方面来治疗，第一是补益正气，第二是加强驱邪的力量。因此桂枝汤方中既有补益的甘草、大枣，又有合力驱邪的桂枝、芍药和生姜。仲景书中对疾病的认识，都具有这样从脉、证、治一以贯之的特点，因此，思路非常清晰，疗效可以反复验证。

此外，我们可以通过大量的临床实例来认识脉诊与疾病本质对应的关系。

2019 年我给一个患者看病，患者自认为是心脏病。由于心肺居上焦，一般心脏病会在寸脉有异常，结果这个病人的寸脉毫无异常，却在左关脉出现一个太过脉。关脉候中焦，患者虽然腹部没有任何不适的症状，但也说明正邪交争在中焦，结果检查心脏确实没有问题，最后确诊是胰腺癌。由于是左关弦，为太过，因此用升法治疗，脉证合参我们选方用的就是柴胡剂。

再比如，有一个患者，是子宫肌瘤、痛经，但脉诊的主要表现是左寸脉浮，说明当下的主要矛盾是正邪交争于表所致的病理状态，因此我们就用葛根汤治疗，用药后痛经症状缓解，左寸脉浮也消失，这说明疾病状态改变了，再根据当下的脉证进一步治疗即可。

二、正邪交争的治疗

我们中医治病，是根据病机确定治法，但治疗取效的表现是症状的缓解或消失，这里所述的症状当然也包括脉诊表现。而在患者眼中的症状，我们中医医生一定要从正邪交争的角度来分析，因为，正邪交争的状态在表现上是症状，其本质是病机。

那么，如何根据正邪交争的状态来确定治疗的方向呢？我们以桂枝汤为例，外邪袭表后，外邪欲入里，而人体鼓舞正气达表抗邪，正邪交争于表，容易出现桂枝汤证。那么这时，从正邪交争的方向来看，邪气是向内，人体的正气是向外驱邪，此时脉诊表现也是浮脉，这时治疗的方向是向外驱邪。

从正邪交争的状态与治疗的方向来看，我们一般是按照正气的方向来治疗，也有一些特殊情况是按照邪气的方向治疗，因为正气和邪气的方向往往是相反的，也可以说，一般是逆着邪气的方向治，也有一些情况应该顺从邪气的方向治。那么，我们就会遇到两个非常棘手的问题：第一，如何通过症状表现判断正气的方向与邪气的方向？第二，如何确定应该逆治还是从治？为了解决这个问题，我们的古人采取了一套办法，记录在《素问·至真要大论》中，称为"逆从"，鉴于不是本书的重点，在此即不再详解。

当然，我们在判断治疗方向这个问题上，直接应用前文重点阐释的仲景阴阳脉法即可，非常明确。这里之所以再从另一个角度来探讨这个问题，是因为我们要清晰地认识到，我们所面对的症状，是正邪交争反应，但有些症状是更突出地表现为正气抗邪的方向，有些症状更突出的表现为邪气的方向。增加这些方面的认识，将有利于领会我们后续要讲解的方证和脉证。

第二节 方证相应

中医看病讲辨证，作为其中研究应用方药治病的经方流派，在辨证的基础上，仍旧讲求方证。仲景书中多处出现的桂枝证、柴胡证，就是用实际的案例来阐释这样的学术思想。关于什么是方证？什么是方证相应？经方学术界众说不一，应该说各有侧重、各有所长，都值得学习，都是值得研究的方向。不过，为了更好地应用经方，为了更加顺畅地应用仲景阴阳脉法从而精准地应用经方治病，需要对方证及方证相应的学术思想进行一些深度的梳理和界定。

一、讲求方证是经方流派的原始思路

仲景书被认为是经方流派的中医经典，从历代的著作来看，讲求方证是经方流派的原始思路。从《神农本草经》到《辅行诀脏腑用药法要》，从《备急千金要方》《千金翼方》到《外台秘要》《小品方》，内容上无不是针对各种症状提供方药，其中除了《神农本草经》涉及少量病机的描述外，其他在方药相关的原文中几乎没有涉及病机、病因等内容。唯有仲景书，内容上既有方证又有病机、脉证等。因此，这不得不让我们有了一个基本认识，就是经方流派所擅长的，就是重点研究方证，唯有医圣张仲景创新性地把病机、脉证等学术引入经方流派，仲景发展经方学术非常具有开拓精神，这一点尤其值得我们学习。

二、何为方证相应

方证，就是临床应用某张方的适应证。比如，桂枝汤证，就是适用于桂枝汤的证；小柴胡汤证，就是适用于小柴胡汤的证。证虽然是由症状分析而来，但证不等于症，也就是说，证不是症状，而是病机，只不过这个病机是具体到应用哪一张方层面的病机。

方证相应是方与证相应，而不是方与常见症状对应。因为一张方所治的证，病机是基本固定的，代表着一种或一类病理状态。而在某张方代表的病机下，其症状表现往往是不固定的，虽然有一些是常见症状表现，但是即使是这些常见症状表现，也不见得是一定会出现的症状。

比如，口苦是小柴胡汤的常见症状，但是出现口苦不见得一定是小柴胡汤证，据笔者临床观察，大黄黄连泻心汤证、半夏泻心汤证、乌梅丸证都可以出现口苦，据口苦一症就确定为小柴胡汤证肯定难以取得满意的疗效，也不符合仲景书的思想。当然，在一些方证中，确实会有一些特殊症状，并且出现的概率很高，根据这些特殊症状应用相应的方药确实会取得满意的疗效。比如泽泻汤，《金匮要略》曰："心下有支饮，其人苦冒眩，泽泻汤主之。"这就是提示泽泻汤方证经常会出现一个特殊的症状，就是"冒眩"。《说文解字》曰"冒，覆也"，就是覆盖的意思。受河北中医学院刘保和教授对此方主症的启发，笔者临床观察，这类病人往往有一个特殊的症状，表现为头部昏昏沉沉，额头或头顶总感觉盖着或贴着一层东西。笔者据此应用此方，无不应手而效。不过，泽泻汤方证中明确提示，其病机为心下有支饮。从病机和特殊症状表现的关系来看，其中的病机为必有，而特殊症状不见得为必有。临床当中我们用此方治疗许多心下有支饮的患者，没有冒眩这个特殊的症状，也可能会取效。因此，虽然病机与特殊症状表现都值得我们关注，但证作为病机，比特殊的症状表现更加重要。

在经方应用的传承上，仲景为了提示我们不要全部倚重症状，而要更多地把握一张方代表的病机，用了许多或然症来说明。比如《伤寒论》第96条描述的小柴胡汤证："伤寒五六日，中风，往来寒热，胸胁苦满，嘿嘿不欲饮食，心烦喜呕，或胸中烦而不呕，或渴，或腹中痛，或胁下痞硬，或心下悸、小便不利，或不渴、身有微热，或咳者，小柴胡汤主之。"这里就有许多或然证，这一方面告诉我们还可能会出现这样的症状，更是在告诉我们，在这张方代表的病机下，虽然可能会出现许多的症状，但一定不要拘泥于这些纷繁复杂的症状，而要重点把握其证，就是病机，在把握了证的基础上，就可以"但见一症便是，不必悉具"。另外像真武汤、小青龙汤、四逆散，原文提示的诸多或然症，均是提示我们更要重视其背后的病机（仲景一般在这两种情况用或然证，一种是这个方证没有什么特殊的症状表现，另一种是这个方证的具体表现往往非常纷繁复杂）。

但是，我们临床所能掌握的第一手资料，仅有症状，在排除应用脉诊的前提下，如何通过其他纷繁复杂的症状表现就能够达到相对准确地判断病机的目的呢？因为，唯有开具的方准确地合乎患者应用此方的病机，才能取得最理想的疗效。也就是说，我们如何通过症状把握证，从而做到方证对应呢？

三、如何做到方证相应

非常明确的是，如果我们临床处方能够与患者的病机吻合，也就是做到了方证对应，自然疗效就有把握。因此，具体把握经方所代表的病机，是实现方证对应的前提。

我们学习经方，从原始著作的角度，对一张经方的认识，无非能够得到这样几个常见方信息：方药组成、症状、脉象。除此之外，仲景书中还有一部分发病时间、治疗经过等，这些信息对判断方证病机也很重要，但由于这方面的内容不多，后续内容涉及时再具体解读，我们这里以前三者为主体讲解如何获得方证。根据领会经方原著内涵的需要，我总结为用四个方法相结合，由于经方原著每张经方涉及的内容不同，有时需要几种方法同用，因此，我们先讲解方法，后续用实例进行说明。

第一个方法：总结症状之间的内在联系

无论是仲景书，还是其他经方的著作，把一张方的应用依据都归结为诸多的症状表现，或者可以这样认为，就是这张方能够治疗这些症状。而这些症状表现，无论如何众多，无论如何纷繁复杂，它们之间也有一个共同点，就是都符合此方药的病机。换一种说法，就是这些症状的内在联系，都是在这张方的病机之下出现的。我们通过症状探寻病机，仍旧可以通过这个共通点来反推，也就是说，我们通过寻找这些症状的内在联系，就可以确定其病机。如何掌握多个症状的内在联系呢？具体说，就是分析这些症状之间的共同点、共通点。《素问·阴阳应象大论》也提示："智者察同，愚者察异。"意思是正确的方法是探求它们的共同点，错误的方法是分析它们的不同点。

第二个方法：关注与病机联系最密切的症状

面对一张方证的诸多症状表现，许多情况下都会有其中一个或者几个症状与这张方证的病机关系最为密切，这个症状就可以看作是此方证病机的直接反映，有的也是最具特征性的症状。后世一些医家在此基础上发展出了抓主症的思想，是很有道理并切实可行的。只不过，有些经方方证的原文当中，并没有提示此方证最直接反映病机的症状。因此，单纯用这种最简单直接的方法，有一定的限制。

第三个方法：结合方药组成分析

有些方在临床当中应用的机会很多，也很高效，但是在原文中描述的方证症状却很少，我们在总结这类方的规律时，唯有重点依靠方药组成来反推此方证的病机，这种方法被后世称之为以方测证，这种方法也是切实可行的。不过，采取这种方法有一个前提，就是一定要用接近原始组方的思维来解析经方，如此才能得出正确的结果。比如，在分析仲景书的经方时，分析药物组成和功效就要依据仲景书对药物的认识，或者用与仲景书渊源最深的古籍思想来解析，主要是是参考《神农本草经》对药物的认识。

第四个方法：脉证合参

脉诊结果，本身就是通过四诊获得的一个症状，只是脉诊获得的症状比较特殊，特殊之处在于仅仅通过脉诊的信息就可以客观准确地把握全部病机，甚至可以直接指向应用某具体方药。通过脉诊直接确定到指向具体方药层面的病机，我们称之为脉证，掌握经方的脉证，是更加快捷准确地应用经方的一个路径，这个路径由仲景指出，但仲景并没有在原文中一一明确每一张方的脉证，因此有些脉证需要我们在临床当中体会和总结。我们这里强调脉证合参，就是因为有些方的脉证临床体会非常清晰，而有些脉象的区别仅在细微之间，片面地仅倚重脉诊，或不用脉诊信息，既不符合仲景给我们提示的路径，临床中也会遇到许多困难，而两者结合起来就能取长补短，更加准确高效。

关于脉证合参，由于学术内涵非常丰富，我们将在下一讲详细阐释，这里我们重点通过举例来说明前三种方法。

1. 半夏泻心汤方证

《金匮要略》曰："呕而肠鸣，心下痞者，半夏泻心汤主之。"

呕、痞、利是半夏泻心汤证三个最典型的症状，并且很有特点，分别表现于上、中、下，具体为上呕、中痞、下利。

这三个症状的内在联系是什么呢？是由于呕吐这个症状导致的心下痞满？还是下利这个症状导致的心下痞满？还是呕吐这个症状导致的下利呢？

当然都不是，而是由于心下痞满背后的病机导致的上呕、中痞、下利。

这就是通过分析症状的内在联系，发现一个核心症状，也可以说，这个症状是其他所有症状的联系点，这个症状背后的病机是导致其他所有症状的原因。

其实，半夏泻心汤的病机在《伤寒论》第149条中已经明确地提示：

"但满而不痛者，此为痞，柴胡不中与之，宜半夏泻心汤。"这里的痞并非症状，而是病机。《说文解字》曰："痞，腹内结滞而痛。"也就是说，痞就是腹内结滞，正是由于腹内结滞才导致了心下痞满的症状表现。中焦是上下通行的通道，腹内结滞就是中焦这个通道不通了，从而向上表现为呕，向下表现为利。其中痞满这个症状，就是与病机关系最直接的症状，也是联系最密切的症状。可以说，"痞"就是半夏泻心汤证（图28）的病机，其他都只是在这个病机下的症状表现而已。因此，半夏泻心汤证必有"痞"这个症状，即使患者没有痞满这样的主诉，我们也必然能够在通过脉诊候到中焦痞满的病机。

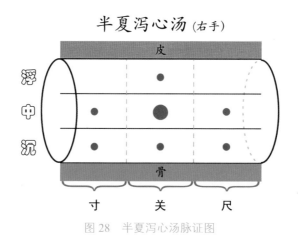

图 28　半夏泻心汤脉证图

2. 四逆散方证

四逆散方证（图29）是临床当中经常会出现的方证，应用得当则疗效显著。不过，我们领会四逆散证的原始材料仅为《伤寒论》第318条："少阴病，四逆，其人或咳，或悸，或小便不利，或腹中痛，或泄利下重者，四逆散主之。"单依据这条原文，四逆散证的主要症状仅"四逆"一症，结合四逆散的方名看，"四逆"是应用四逆散的重要依据。

临床中我们就会发现，实际上出现"四逆"这个症状的患者，应用四逆散的机会非常有限。类似这样的情况，往往容易令我们将这样的高效良方束之高阁。

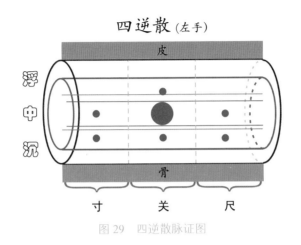

图 29 四逆散脉证图

但是，我们按照以上的方法，就会非常清晰地掌握四逆散方证。

首先，我们先认识四逆散的方药组成。四逆散由剂量相等的四味药组成，分别是柴胡、枳实、芍药和甘草。

前文已述，柴胡虽为苦平，却是一味向上、向外升发疏解的药物，推陈致新，机动性强。

其中的枳实苦寒、芍药苦平，两药均属于下法，作用方向为向下。

柴胡与此二药物配合，就会有同时向上、向外、向下疏散的作用。这时再兼以甘草补益调和，就更适用于相对偏虚的证。四味药相合，就是一张在补益的基础上向周围疏解的方，适用的自然就是人体内的气滞证。也就是说，四逆散这张方，从方药组成看，是向周围疏解气滞的一张方。

其次，我们总结症状的内在联系。原文提示四逆散治疗的症状分别有四逆、咳、悸、小便不利、腹中痛、泄利下重，这些症状都是正邪交争的结果。

其中咳、悸是上部症状；小便不利、泄利下重是下部症状；腹中痛是中间的症状。

结合以上方药的分析，我们就能够领会，这个病理状态是：有实邪郁滞在体内，人体正气欲解开这个邪气，并且通过向上、向外、向下的方向来疏解。但是由于正气不足、邪气较盛而难以疏解。

正邪交争的状态下，欲向外疏散邪气的正气攻冲于上，就可能出现咳、悸这样的症状。

攻冲于下，则可能出现小便不利、泄利下重的症状。

由于邪气就在体内，腹中痛是与病机联系最密切的症状。四逆是由于人体调动更多外部的气血达于体内与邪气相争，故四末气血相对平素较少，故出现四逆的症状。

四逆散证治疗的方法，就是应用药物帮助人体的正气向周围疏解气滞，气滞得解，则诸症消失而愈。

举一个实例：

2019 年，笔者接到一个老家亲人的电话，诉严重头痛、失眠 6 天，严重时因头痛明显而彻夜难眠。到医院做 CT 检查未发现异常，口服多种止痛西药无效。曾因多年前宿疾反复求医，服中药数年而效差，因此对中医治疗未抱希望。本次因实在头痛难耐，所以打电话向笔者咨询。了解病史，为 6 天前生气后出现诸症。

解析：

此例的病史非常明确，为生气后出现诸症。生气导致气机郁滞，正邪交争对抗这种郁滞的状态，正气的方向为向外疏解，基于邪盛正虚，故正气向外攻冲而郁滞难解，攻冲于上则出现了严重的头痛、失眠。治疗的方法应为使用药物帮助正气向外疏解，如此则郁滞得解，攻冲自平。

基于以上分析，此例在病机上符合四逆散方证，依据病机，脉诊当为左关细弦，由于远程无法脉诊，只能先按照症状分析用药。

予四逆散 3 剂。

原方为北柴胡 20g，枳壳 20g，赤芍 20g，生甘草 20g。三剂，每剂水煮沸 10 分钟，分 2 次服。

后来患者打来电话告知，上方服一次（即半剂）头痛即消失，当夜安眠，以求巩固而三剂尽服。

数日后笔者回老家，诉已无症状，脉诊后果然是左关细弦，并且这样的脉仍旧存在，因此属于症状消失，但病机仍在，并未根除，故再予数剂巩固。

此例因远程无法脉诊，故不得已仅能据症状反应处方，所幸获效。但即使是复诊诊脉，仍旧方证与脉证一致，如能首诊脉证合参，当然更有把握。

第三节 观其脉证

众所周知，经方除了特别地重视脉诊以外，也特别重视方证，将脉、证结合起来，对于指导后续的治疗才更加准确，因此《伤寒论》第 16 条曰："观其脉证，知犯何逆，随证治之。"这里非常明确地提出其治疗的依据就是根据脉和证，其他大量的原文也是践行着这样的思想。

《伤寒论》以三阴三阳病为主线，《金匮要略》以具体的疾病或症状为主线，无论是三阴三阳病还是专病，都是以一个基本的病机将疾病进行归类，可以说，辨病是一种归类的方法，是为了更方便地临床诊疗，而在最终病机的把握上，却是具体的脉和证，因此，仲景书各篇均以病、脉、证、治命名。从准确地把握病机的角度，脉和证是最后落实精准治疗的关键所在。把握脉和证，是仲景辨证施治的具体路径。

证就是证候，其内涵是病机。证的判断所依据的是症状，证是在对四诊所获得的诸多症状进行分析的基础上，判断出的病机。虽然证是病机，但是经方的特点，是把病机的总结具体到更适用于某一张方的层面，所以，经方学术有方证的说法。也就是说，经方对病机的研究并不是仅局限于某一个方向，还要具体到应该应用哪一张方的层面。

症状是通过四诊获得的，即使是脉诊获得信息，仍旧可以归入症状。症是判断证的基础，如果没有症状，或者没有对症状正确的认识，则无从辨证。因此，经方辨证施治的基本路径是从症到脉证，从脉证到具体的方药。其中的症是后续一切辨证施治步骤的基础。

我们前文已经提及了脉证合参，或许有人会问，几乎所有中医人临床诊病都会诊断！更不用说开经方的医生都会诊脉了，那么这些医生不就是已经脉证合参了吗？为何还要在这里如此强调呢？

需要明确提示的是，这里所述的脉证合参，其中的"脉"，并不仅仅局限于我们平时学习的脉象，如果仅仅局限在临床当中二十余种脉象的层面，并不是准确的脉证合参中脉的意义。这里的脉包含我们前文强调的仲景阴阳脉法，还包含脉证。脉证，是直接指向某方证病机层面的脉诊表现。也就是说，这里所论及的脉证合参，是在仲景阴阳脉法指导下，把脉证和方证结合起来。该做法，既是仲景给我们提示的路线，更是我们提高临床应用经方准确性的重要保证。

一、脉证合参及意义

仲景讲究脉证合参的思想，除了仲景书各篇以"病脉证治"命名外，在书中还有许多典型的示例，比如《金匮要略》中的"咳而脉浮者，厚朴麻黄汤主之。脉沉者，泽漆汤主之"。同样是咳嗽的症状，脉浮就用发汗的升法，即厚朴麻黄汤，如果脉沉，就用下水之法泽漆汤。这就是把脉和症状结合起来，从而选择最合适的治疗方向及方药。仲景书中有大量的原文，把症状表现和脉诊结合起来，充分体现了仲景倡导脉证合参的学术思想。

为什么要脉证合参呢？单纯依靠脉诊或者单纯依靠症状表现就不能准确诊断吗？

中医经典《素问·五脏生成》中，记录了一个五行流派诊断的心法："能合脉色，可以万全。"意思是重点关注望诊和脉诊，如果望诊和脉诊获得的诊断信息均结论相同，那么诊断的准确性就能够高到"可以万全"的程度。而仲景为了提高经方应用的准确性，采取把问诊的综合信息和脉诊的综合信息结合起来判断，我们称之为脉证合参。从两个视角看待一个事物，就能取长补短，综合起来就是更加精准化、立体化的信息。

二、脉证

每一张方，都是针对一种病理状态，这种病理状态可能会出现纷繁复杂的症状，但相应的病理状态却是唯一的，这种病理状态就是正邪交争的状态，就是病机。

也就是说，每一张方的背后，都有其独有的病机，而这个独有的病机就有一个独有的脉诊表现，就是脉证。严格意义上说，如果我们掌握了所有方的脉证，就可以准确地应用此方，从而取得可以预期的治疗效果，并且可以重复验证。这里所说的方，并不仅限于经方，理论上说，所有中医的方剂都具备独有的脉证，只不过有些很明显，有些与其他方的脉证区别度不大而已。

我们为了达到准确而高效应用经方的目标，要尽量做到一方一证，一方一脉。前文提及的脉证合参的目的，就是为了达到方证、脉证的互参。脉证包含在仲景阴阳脉法的思想当中，如果分开来看，仲景阴阳脉法主要用于明确治疗的方向，脉证合参主要用于最终确定方药。

这时，一定会有人问，能不能直接告诉我每一张经方的脉证？我只要背过这些脉证，岂不是就可以准确地用经方了？笔者在此必须强调，虽然这样的想法很正常，但万万不可如此！这正像许多人把仲景书背诵得很熟，但仍旧疗效平平、困惑重重的道理是一样的。

笔者已经将仲景书中涉及的经方脉证全部总结出来了，并且在临床中反复体会，但仍需要后续多样本的反复验证。即使笔者把经方的脉证尽数告知，但脉诊表现一旦经过文字表达，就一定与真实的指下感受有所出入。因此，正确的方法是参考笔者的提示，每个人都自行总结体会，这样才最真切。

笔者会在后文将常用经方的脉证进行详细地说明，希望大家能够举一反三，更加准确地掌握更多的脉证。

虽然把握脉证后应用经方有诸多的优势，但是，我们仍旧强调脉证合参，是因为经方脉证方面的研究很少，可以参考借鉴的不多，许多问题仍需要我们不断完善。

关于脉证，有两个重要的方面需要注意。

1. 部分脉证不容易鉴别

根据笔者的体会，大约有一半的经方脉证非常显著，因此我们知道结果以后就可以准确应用。但也有大约一半经方的脉证与其他经方的脉证在表现的部位和特点上有许多相似，鉴别起来比较困难。这种情况就需要将获得的脉象表现与方证相结合，这样才有利于取长补短。

2. 脉证需要体会总结

仲景书《伤寒论》所载的113方中，仅有40张方的原文提供了脉象，并且有些脉象还是我们不熟悉的趺阳脉表现，有些脉象是将寸口脉分两部的表现等。因此，大部分经方的脉证还需要我们沿着仲景所指出的路径进一步体会和总结。

没有原文提示的脉证总结，我们所能依靠的仅有症状、方药组成等信息，我们唯有根据这些信息进行分析，然后结合临床应用时对脉诊表现的体会，并反复验证，才能够准确地把握每张方的脉证。

因此，我们虽然高度重视脉证，但也不能片面地倚重脉诊和脉证。最正确的做法是把带有病机思路的脉诊结果与症状结合起来，我们称之为脉证合参。四诊合参是中医诊断所倡导的，仲景书特别强调脉证合参。把脉和症结合起来判断病机，是仲景发展经方学术的一大创举，笔者认为，这是医圣张仲景通过他的著作给我们提示的发展经方学术的方向，这种方法非常值得我们深入研究并且体会总结。

第四节 治有先后

诊治疑难病人的时候，我们要注意一个原则，这个原则也是仲景用了大量的文字来强调的，具体如下：

"凡两感病俱作，治有先后，发表攻里，本自不同。而执迷用意者，乃云神丹甘遂合而饮之，且解其表，又除其里。言巧似是，其理实违。夫智者之举错也，常审以慎，愚者之动作也，必果而速。安危之变，岂可诡哉！世上之士，但务彼翕习之荣，而莫见此倾危之败，惟明者居然能护其本，近取诸身，夫何远之有焉？"

这里面关键的四个字，就是"治有先后"。意思是，诊治复杂病情的患者时，我们要分阶段治疗，根据当下的主要矛盾来治疗，也就是说，既要"见病知源"，又要"治有先后"。那么，究竟当下的主要矛盾是什么？当下具体应该怎么治疗？那就是根据仲景阴阳脉法脉证合参来确定当下治疗的方向和具体方药。如果一定要把所有症状和病机都用一个方子涵盖，这实际上就是"其理实违"。

《内经》也用了整整一篇来强调相似的思想，具体在《素问·示从容论》曰："一人之气，病在一藏也。若言三藏俱行，不在法也。"

实例说明如下：

2018 年，一位 48 岁多年不孕的患者首次求诊，查患者既往所用之方，尽皆补肾养血之方，服药数年而无效，就诊时已闭经近半年。脉诊为左寸浮紧而尺脉沉。

患者的主诉是不孕、闭经，从症状表现看，这样的患者往往有气血亏虚、肾虚等相关的症状，按照一般的思路，无非是从益气、养血、补肾等角度治疗，这就是所谓的根据临床经验治疗，而不是根据客观的临床实际。

阴阳脉法

此例患者的脉诊表现为左寸浮紧而尺脉沉，依照"仲景阴阳脉法"，左手整体脉太过，属于阴盛，"实则左升右降"，治用辛温升法。

脉证合参

左寸浮紧而尺脉沉的脉象，符合葛根汤的脉证（图30）。因此，虽然患者可能还有气血亏虚的表现，但"仲景阴阳脉法"提示当前的病机属于阴盛，应当先用辛温汗法来治疗，后续病情变化再根据大法提示的方向调整。

也就是说，治疗有一个先后的顺序。具体确定治疗顺序的方法，就是用仲景阴阳脉法来判断。

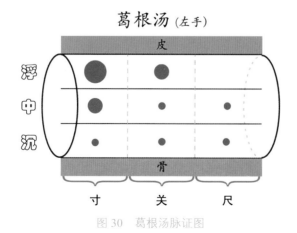

图30　葛根汤脉证图

据脉证予葛根汤 5 剂，药后经行。

后续据脉证用温补气血之方数剂，近期获知已顺利生产。

此例足见治有先后原则的临床指导价值。

按：从病机上分析，此例患者的病机既存在气血亏虚，又存在葛根汤证的表证。

如果按照病机分析，首诊的治疗应当补益气血兼辛温散表。而实际上，从脉诊结果看，患者的正邪交争状态却是以欲解表为主要矛盾，此时如果以两者兼顾的方向用药，则补益之品必然牵制辛温发散之力，从而疗效欠佳。

从发病过程分析病机，应为患者平素气血亏虚，兼以后续感受外邪，这个外感也一定是多年前即存在，而一直未解。正是由于外感邪气的常年存在，正邪交争则人体鼓动更多气血用于抗邪，如此更加重了下焦的气血不足，故闭经不孕。

据脉先解表则邪去，后续脉诊必然是气血亏虚之证，进一步温补气血则诸症得除。

下面我们就针对临床当中部分常用方、代表方的脉证进行详解：

乌梅丸脉证：双手脉聚关，以左手关部细弦为显著。（见图 31）

芎归胶艾汤脉证：左手脉细，尺部、沉位相对太过。（见图 32）

半夏厚朴汤脉证：左手脉寸部浮。（见图 33）。

乌梅丸(左手)

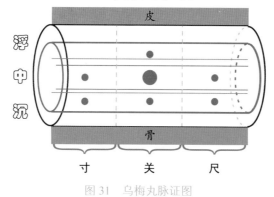

图 31　乌梅丸脉证图

芎归胶艾汤(左手)

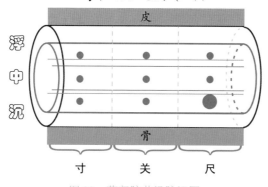

图 32　芎归胶艾汤脉证图

半夏厚朴汤(左手)

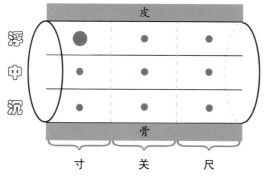

图 33　半夏厚朴汤脉证图

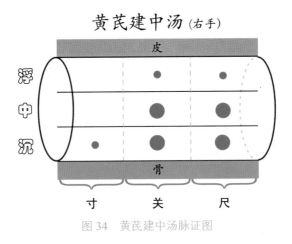

图 34　黄芪建中汤脉证图

一、阴盛升类

1. 麻黄汤（图 35）

原文提示：

《伤寒论》第 35 条：太阳病，头痛、发热，身疼、腰痛，骨节疼痛，恶风，无汗而喘者，麻黄汤主之。

《伤寒论》第 46 条：太阳病脉浮紧、无汗、发热、身疼痛，八九日不解，表证仍在，此当发其汗。服药已微除，其人发烦目瞑，剧者必衄，衄乃解，所以然者，阳气重故也。麻黄汤主之。

《伤寒论》第 55 条：伤寒脉浮紧，不发汗，因致衄者，麻黄汤主之。

方药组成：麻黄三两（去节），桂枝二两（去皮），甘草一两（炙），杏仁七十个（去皮尖）。

方解：此方由两部分药物组成，苦温且气多味少的麻黄配合辛温的桂枝，以求辛温发汗之功。甘平的甘草结合甘温的杏仁，可以缓和发汗之力，且对汗法损伤的津液进行补益，以求驱邪而不伤正。此方妙在杏仁之甘温，甘味补益，果仁养阴，质重降气，特殊在温性对本方总体发散方向不悖。

方证：表证、无汗。

解读：表证是正邪交争于表的系列病症，以恶寒等症状为主要表现。

脉证：左寸浮紧。

解读：病在表（上），故寸浮，麻黄汤方证为阴盛，治用辛温升法，故左寸浮。具体病机为表闭而正邪交争于表，故脉证为左寸浮紧。

按语：麻黄汤方证为气血充斥于体表与邪相争，临床脉诊一般双侧寸脉均为浮紧脉，但双侧对比左侧较右侧更显著。表证在临床中会出现纷繁复杂的症状，具体判断是否为表证、是否为麻黄汤证并非易事，而脉证合参后就更有把握。

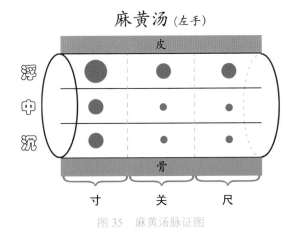

图 35　麻黄汤脉证图

2. 桂枝汤

原文提示：

《伤寒论》第 12 条：太阳中风，阳浮而阴弱，阳浮者，热自发；阴弱者，汗自出。啬啬恶寒，淅淅恶风，翕翕发热，鼻鸣干呕者，桂枝汤主之。

《伤寒论》第 13 条：太阳病，头痛发热，汗出恶风，桂枝汤主之。

《伤寒论》第 45 条：太阳病，先发汗不解，而复下之，脉浮者不愈，浮为在外，而反下之，故令不愈，今脉浮，故在外，当须解外则愈，宜桂枝汤。

方药组成：

桂枝三两（去皮），芍药三两，甘草二两（炙），生姜三两（切），大枣十二枚（擘）。

方解：桂枝、生姜辛温解表，芍药苦平降法牵制前者升发之力，以防伤津，甘草、大枣甘平补益。五药合用，共奏解表而不伤正、发汗而不伤津之效。

方证：表证、有汗。

解读：桂枝汤证临床常见，且症状表现多种多样，临床以掌握直接指向病机的客观脉证为要点。

脉证：左寸浮缓。

解读：病在表（上），故寸浮，桂枝汤方证为阴盛，治用辛温升法，故左寸浮。具体病机为正邪交争于表而表不固，故脉证为左寸浮缓。

按语：临床当中常见的方证，往往是症状表现多样化的方证，仅通过症状表现就能全面掌握有相当的难度。但是，无论症状表现多么复杂多样，只要属于该方证，就一定符合该方证的病机，而脉证就是客观指证，因此，总结常见方证的脉证就尤为重要。

二、阳盛降类

大柴胡汤（降）（图36）

原文提示：

《金匮要略·腹满寒疝宿食病脉证》第12条：按之心下满痛者，此为实也，当下之，宜大柴胡汤。

《伤寒论》第165条：伤寒发热、汗出不解，心下痞硬、呕吐而下利者，大柴胡汤主之。

《伤寒论》第103条：太阳病，过经十余日，反二三下之，后四五日，柴胡证仍在者，先与小柴胡汤；呕不止、心下急、郁郁微烦者，为未解也，与大柴胡汤下之则愈。

《伤寒论》第136条：伤寒十余日，热结在里，复往来寒热者，与大柴胡汤；但结胸，无大热者，此为水结在胸胁也；但头微汗出者，大陷胸汤主之。

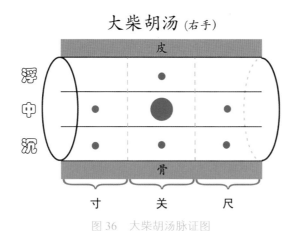

图36 大柴胡汤脉证图

方药组成：

柴胡半斤，黄芩三两，芍药三两，半夏半升（洗），枳实四枚（炙），大黄二两，大枣十二枚，生姜五两。

方解：据《伤寒论》第103条提示，大柴胡汤证为小柴胡汤证未解并兼以新证。方用小柴胡汤减人参、甘草针对柴胡证，加苦寒的芍药、枳实、大黄下实热。柴胡剂为升法，苦寒药物组合为下法。

方证：柴胡证兼心下满痛等症状。

解读：本方证是在柴胡证的基础上兼邪结心下，因此，心下急、心下痞硬、按之心下满痛等均为与病机联系最密切的症状。口苦、舌质红、舌苔厚、便秘、下利等均为本方证容易出现的症状。河北中医学院刘保和教授总结大柴胡汤的主症为"叩击右肋弓牵引胃脘处满闷疼痛"，直指本方的病机，有很高的临床应用参考价值。

脉证：双侧关弦以右侧为明显。

解读：本方证属实证，脉诊为太过。病位在"胁下""心下"，均为中焦，故为关脉太过。方药组成升法降法同用，故为双关弦。仲景阴阳脉法属于阴盛兼以阳盛。

按语：由于柴胡类方所治之证涉及中焦，而中焦是人体气血升降的通道，因此症状往往不一而足，更体现出脉证合参的重要性。

三、阳虚升类

四逆汤〔升〕

原文提示：

《伤寒论》第323条：少阴病，脉沉者，急温之，宜四逆汤。

《伤寒论》第225条：脉浮而迟，表热里寒，下利清谷者，四逆汤主之。

《伤寒论》第389条：既吐且利，小便复利而大汗出，下利清谷，内寒外热，脉微欲绝者，四逆汤主之。

方药组成：

甘草二两（炙），干姜一两半，附子一枚（生用，去皮，破八片）。

方解：附子、干姜辛温，合用甘草，共奏温阳散寒之功。

方证：恶寒、下利等。

解读：此方证的轻证临床多见，表现为气虚、阳虚的多种症状，不一而足。因此，仅据症状不容易确定本方证。临床当中，部分四逆汤证由于阳虚证比较重，而出现内寒外热的表现，需注意鉴别。

脉证：右脉沉迟。

解读：本方病机为阳虚，故表现为右脉沉迟。仲景阴阳脉法属于阳虚，治用甘温升法。四逆汤的阳虚证脉证表现为右脉沉迟，其中的重症表现为内寒外热，脉证为总体不及，右脉尺沉迟而寸玗。

按语：四逆汤中所用的生附子，今日临床难以取药，故多用制附子。四逆汤应用的要点是方中甘草与干姜、附子的配比，一般甘草的剂量要大于后两药。

四、阴虚降类

1. 百合地黄汤（降）（图 37）

原文提示：

《金匮要略·百合狐惑阴阳毒病脉证治》：论曰：百合病者，百脉一宗，悉致其病也。意欲食，复不能食，常默默，欲卧不能卧，欲行不能行，饮食或有美时，或有不用闻食臭时，如寒无寒，如热无热，口苦，小便赤，诸药不能治，得药则剧吐利，如有神灵者，身形如和，其脉微数。

《金匮要略·百合狐惑阴阳毒病脉证治》：百合病，不经吐下发汗，病形如初者，百合地黄汤主之。

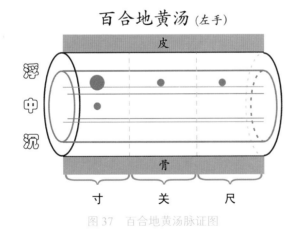

图 37　百合地黄汤脉证图

方药组成：

百合七枚（擘），生地黄汁一升。

方解：此方为重用甘寒的生地黄汁兼以甘平的百合。全方甘寒，养阴清热，为治疗阴虚证的代表方。此外，原文"百合病者，百脉一宗，悉致其病也"提示，百合病名并非方中用百合而命名为百合病，而是因为百脉一宗皆可致此类方证，由此可见，古人提示此方证为临床常见病症。

方证：失眠、口苦、口干、小便黄等。

解读：本方所治临床症状较多，多见于慢性疾病的后期，临床仅从症状表现不容易鉴别。常见阴虚、虚热的症状为失眠、口苦、口干、小便黄等。但仅依据虚热病机即用此方，反而难以取得良效，脉证合参则但见阴虚表现即处此方，更为贴切。

脉证：诸脉细而左尺最著。

解读：此方证为阴虚甘寒降法的典型代表方。阴虚证，故为总体脉不及，阴虚更偏于下焦，故表现为左尺更细。临床虚热更著着，往往还兼有左寸脉出现相对太过，表现为芤脉。

2. 麦门冬汤（降）（图 38）

原文提示：

《金匮要略·肺痿肺痈咳嗽上气病脉证治》：火逆上气，咽喉不利，止逆下气者，麦门冬汤主之。

方药组成：

麦门冬七升，半夏一升，人参二两，甘草二两，粳米三合，大枣十二枚。

方解：此方重用甘平偏寒的麦门冬，养阴生津降火，辅以养阴生津之品，佐以半夏散结健胃以纠滋腻，共奏养阴生津降火之功。

方证：咳嗽、口干、咽干、面红等

解读：此方适用于阴虚、津液虚，临床可见一系列阴虚火旺的症状。相对特征性的症状多表现于咽喉。

脉证：诸脉细而左寸最著。

解读：此方证属于阴虚证，故脉诊为总体不足而左脉尤细，基于阴虚出现虚热上炎，是因为以上焦之阴虚为主，故脉象表现为左寸不及最著。

按语：临床常见的慢性咳嗽，经常出现麦门冬汤方证。慢性咳嗽多见表证，且多见左寸脉太过，临证是需要与麦门冬汤方证鉴别。两者脉证鉴别点在于麦门冬汤重点为左寸脉不及，而表证咳嗽的重点为寸脉太过，并表现为浮脉。

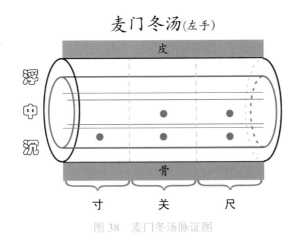

图 38　麦门冬汤脉证图

五、气血津液实证（左升右降）

1. 小柴胡汤（升）

原文提示：

《伤寒论》第 96 条：伤寒五六日中风，往来寒热、胸胁苦满、嘿嘿不欲饮食、心烦喜呕，或胸中烦而不呕，或渴，或腹中痛，或胁下痞硬，或心下悸、小便不利，或不渴、身有微热，或咳者，小柴胡汤主之。

《伤寒论》第 97 条：血弱、气尽、腠理开，邪气因入，与正气相搏，结于胁下。正邪分争，往来寒热，休作有时，嘿嘿不欲饮食，脏腑相连，其痛必下，邪高痛下，故使呕也，小柴胡汤主之。服柴胡汤已，渴者属阳明，以法治之。

方药组成：柴胡半斤，黄芩三两，人参三两，半夏半升（洗），甘草（炙）、生姜（切）各三两，大枣十二枚（擘）。

方解：小柴胡汤的君药为柴胡，向上向外升发疏解散邪，兼以配合补益之品。

方证：胁下痞硬及中焦气滞的系列症状

解读：小柴胡汤的病机为"邪气因入，与正气相搏，结于胁下"，与病机联系最密切的症状为胁下痞硬，由于邪气结于胁下，正邪交争可能会出现一系列中焦气滞的症状。临床中，由于患者胁下痞硬的程度不同，所以胁下痞硬这个症状一定会出现在患者的主诉中。河北中医学院刘保和教授总结出来的小柴胡汤主症为："敲击右胁部，病人感觉右肋弓下疼痛，同时右肋弓下也有压痛者。"有很高的参考价值。

脉证：左关弦，中位。

解读：小柴胡汤是祛邪之方，因此脉证的总体表现为太过。邪结中焦，故太过在关脉、中位。小柴胡汤证属于阴盛，故太过脉为左手脉。

按语：临床应用小柴胡汤的关键是抓住其病机，小柴胡汤证由于正邪交争的部位是中焦，中焦是人体上下升降的通道，因此会出现许多纷繁复杂的症状。因此，把握小柴胡汤的脉证非常重要。具体临床中，如果能够重点根据小柴胡汤的脉证辨证，其他症状就可以"但见一症便是，不必悉具"。

2. 四逆散（升）（图 39）

原文提示：

《伤寒论》第 318 条：四逆，其人或咳、或悸、或小便不利、或腹中痛、或泄利下重者，四逆散主之。

方药组成：柴胡、芍药、枳实、炙甘草各等分

方解：此方解前文已述。

方证：气机郁滞诸多表现。

解读：前文已述。

脉证：左关细弦。

解读：此方病机为气滞、阴虚。脉证总体太过，治用升法，正邪交争于中焦，故为左关，具体脉象为细弦。

按语：四逆散证临床常见，故症状不一而足，仲景为了强调本方重点在病机，所以用了 5 个或然症，提示我们临床中重点要依据病机和脉证应用此方。

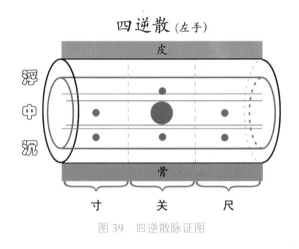

图 39　四逆散脉证图

3. 半夏泻心汤〔升〕

原文提示：

《伤寒论》第 149 条：伤寒五六日，呕而发热者，柴胡汤证具，而以他药下之，柴胡证仍在者，复与柴胡汤。此虽已下之，不为逆，必蒸蒸而振，却发热汗出而解。若心下满而硬痛者，此为结胸也，大陷胸汤主之。但满而不痛者，此为痞，柴胡不中与之，宜半夏泻心汤。

《金匮要略·呕吐哕下利病脉证治》：呕而肠鸣，心下痞者，半夏泻心汤主之。

方药组成：半夏半升，黄芩、干姜、人参各三两，黄连一两，大枣

十二枚，甘草三两（炙）

方解：半夏泻心汤由三部分药物组成，分别为辛味的半夏、干姜，苦味的黄连、黄芩，以及甘味的人参、甘草、大枣。

方证：上呕、中痞、下利。

解读：半夏泻心汤方证前文已述。需要说明的是，虽然心下痞满是与病机联系最密切的症状，但由于部分病例的心下痞满程度较轻，腹诊能够探知较轻程度的心下痞满，即使患者没有心下痞满的主诉，结合脉证与其他症状仍可诊断为此方证。

脉证：总体脉不及，右聚关、中位。

解读：半夏泻心汤证的病机为正气不足基础上的腹内积滞，属于阳气虚弱导致的气滞。故整体脉为不及，因病位在心下，故相对太过脉表现在关脉、中位。

据临床所见，半夏泻心汤证相对太过脉见于右关，可见此方总体偏于甘温升法，这也与脏腑脉法的结果一致。具体脉象上多表现为右侧"聚关脉"，即右寸、尺都比较沉，而关脉表现为太过的滑、数等。

按语：《伤寒论》第149条提示，小柴胡汤证、大陷胸汤证总体都属于实证，以邪气盛为主要矛盾，半夏泻心汤证属于虚证。半夏泻心汤的脉证比较典型，临床当中，可以据脉结合半夏泻心汤的常见症状快速判断，但见一症便是，不必悉具。

4. 吴茱萸汤（升）

原文提示：

《伤寒论》第243条：食谷欲呕，属阳明也，吴茱萸汤主之。得汤反剧者，属上焦也。

《伤寒论》第378条：干呕吐涎沫，头痛者，吴茱萸汤主之。

《金匮要略·呕吐哕下利病脉证治》：呕而胸满者，吴茱萸汤主之。

《伤寒论》第309条：少阴病，吐利，手足逆冷，烦躁欲死者，吴茱萸汤主之。

方药组成：吴茱萸一升，人参二两，生姜六两（切），大枣十二枚（擘）。

方解：此方重用辛温的吴茱萸、生姜辛温发散，辅以人参、大枣健胃生津。

方证：头晕、头痛、呕吐等。

解读：此方病机为水饮内停而上冲，头晕、头痛、呕吐、胸满等均为水饮内停上冲之症。原文中的吐利，为人体正气与水饮交争，欲通过上吐、下利祛水饮之邪所致。

脉证：诸脉沉而左寸太过或溢、中位。

解读：水饮内停，故诸脉皆沉，水饮上逆故寸脉太过或溢，太过可表现为弦、滑、数等，治用辛温升法，故太过脉见于左寸。因左寸太过之脉乃内停之水饮上冲导致，故并非表证之浮脉，临证注意鉴别。仲景阴阳脉法辨证属阴盛，治用辛温升法。

按语：吴茱萸汤证临床常见，患者症状突出，但仅从症状角度与其他方证鉴别有一定难度。特别是此方证容易出现头痛，且左寸脉太过，很容易与解表的葛根汤证、桂枝汤证、麻黄汤证混淆，可通过浮中沉进一步鉴别，吴茱萸汤证的左寸最强脉动在中位而解表诸方为浮位。临床据脉证兼以头痛、头晕、呕吐等即可准确应用，笔者屡试不爽，体现了脉证合参的优势。

5. 越婢加半夏汤（降）

原文提示：

《金匮要略·肺痿肺痈咳嗽上气病脉证治》：咳而上气，此为肺胀，其人喘，目如脱状，脉浮大者，越婢加半夏汤主之。

《金匮要略·水气病脉证治》：风水，恶风，一身悉肿，脉浮不渴，续自汗出，无大热，越婢汤主之。

《金匮要略水气病》：里水者，一身面目黄肿，其脉沉，小便不利，故令病水。假令小便自利，此亡津液。故令渴也，越婢加术汤主之。

方药组成：麻黄六两，石膏半斤，生姜三两，大枣十五枚，甘草二两，半夏半升。

方解：此方主体是用苦、温的麻黄配伍辛、微寒而质重的石膏，为下水之法；配伍辛温的生姜、半夏温里化饮；甘草、大枣养阴生津。

方证：目胀、目痛、头痛、咳嗽、喘、小便不利等。

解读：此方证病机为里有水饮内停而上逆，治用下水之法。越婢汤为表里皆有水饮，恶风、身肿、脉浮为表有水饮，不渴为里有水饮，由于兼有自汗出，辛温汗法治水则必伤津液而水饮不除，唯有应用可引表（或上焦）之水直接下行之越婢汤，可达饮除、汗止而不伤津之效。越婢加半夏汤与越婢加术汤两方均有不渴症状，同为用下水之法治里水的之方。越婢加术汤中加苦温的白术，较越婢汤增下水之力；越婢加半夏汤证里饮上冲，故脉浮大，故加半夏增加化里饮的力量。

脉证：诸脉沉紧，右寸太过或溢、中位。

解读：里有水饮，故诸脉沉紧。水饮上冲故寸浮或溢，因并非表证故并非浮脉，而是最强脉动在中位的中脉。当用下水之法治疗水饮上逆，太过更偏于右脉。仲景阴阳脉法属阳盛，属苦寒降法。苦寒下法多用苦寒药，而此方用质重的石膏。临床中，此方脉证可见双侧寸脉均太过，此方脉证的关键是，左右对比右侧太过。

按语：需要说明，仲景书中提示的脉象有些往往是大致的方向，需要在临床中体会。比如原文提示越婢加术汤是脉沉，而越婢加半夏汤却是脉浮大，在此仲景是为了提示我们鉴别两方的脉证。实际越婢加半夏汤的脉为寸脉太过而诸脉沉紧。

经方中麻黄与石膏配伍有两类，第一类为麻黄剂量大于石膏剂量，为汗法，比如大青龙汤；第二类为麻黄剂量小于石膏剂量，为下法，如越婢汤类方、麻黄杏仁石膏甘草汤。前者可以发汗，后者可以止汗，因此，经方中药物剂量配比非常重要。

临床当中，头痛、头晕、目胀等均为常见症状。而吴茱萸汤与越婢加半夏汤均可治疗诸症，且均表现为双寸脉太过，而吴茱萸汤属于阴盛治用升法，越婢加半夏汤属于阳盛治用降法，因此，仅根据症状则同一个患者看似两方都可以应用，实际上两方治疗方向相反，如果盲目选用，就经常会出现"发汗吐下之相反，其祸至速"。通过仲景阴阳脉法，可以清晰地辨证，同是头痛、头晕、目胀等症状，左寸太过者治用升法，方选吴茱萸汤，而右脉太过者治用下法，方选越婢加半夏汤。可见，仲景大法不明，"则神丹安可以误发，甘遂何可以妄攻"！

6. 桂枝去桂加茯苓白术汤（降）

原文提示：

《伤寒论》第 28 条：服桂枝汤，或下之，仍头项强痛，翕翕发热，无汗，心下满微痛，小便不利者，桂枝去桂加茯苓白术汤主之。

方药组成：芍药三两，甘草二两（炙），生姜（切），白术、茯苓各三两，大枣十二枚（擘）

方解：芍药苦平，芍药、白术、茯苓合用，为通利小便下水之法，其他药物配合以取祛邪不伤正之功。

方证：胃脘疼痛，颈项拘急等。

解读：此方的病机为水饮停于心下，而且是当用下法治疗的水饮。与病机联系最密切的症状为心下满微痛，头项强痛、发热均为停饮上冲所致，水饮难以自行消解，故表现为小便不利。

脉证：右关弦，中位。

解读：此方证邪盛正不虚，故总体脉为太过。关脉、中位对应邪在中焦，偏弦为饮，故脉弦、下法、太过脉与右手脉对应。仲景阴阳脉法属于阳盛，治用苦寒降法，具体为针对水饮的下水之法。

按语：桂枝去桂加茯苓白术汤方证临床多见，包括多种疑难杂症。此方的脉证比较典型，临床容易体会和鉴别，脉证合参时可更多倚重脉诊。

第六章　临床案例

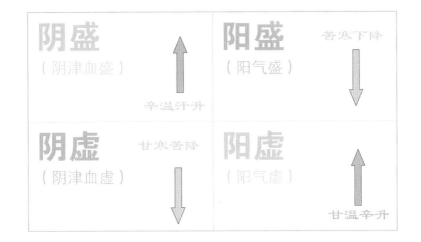

当前大多数中医医生，在临床上"四诊合参，辨证论治"。那么，本书的辨证论治，有哪些特色呢？

笔者把辨证论治分为"仲景阴阳脉法（简称阴阳脉法）、四诊脉证合参（简称脉证合参）"两步。

仲景阴阳脉法，目前中医界应用尚不普及，就是先辨脉之虚实（太过、不及）、再辨独异左右，根据"实则左升右降、虚则左降右升"确定升降治疗大法。

四诊脉证合参，就是常规的望闻问切四诊之后，"辨病机、辨方证"，与大多数临床医生的辨证流程没有差异。

笔者主要是把仲景阴阳脉法单独提出来，作为辨别大方向的重要前提。

下面，用我的六则医案来进行举例说明：

【作者临床脉案 1】（头痛十余年案）

一患者就诊，脉诊表现为诸脉皆沉紧而左寸脉独异突出。

脉之浮中沉：最强脉动并非浮位而是中位的中脉。

患者主诉为头痛十余年，一般每隔三五天就发作一次，严重时因头痛而彻夜难眠，各地求医，屡治无效。

阴阳脉法：

患者虽然诸脉皆沉，但脉象为沉紧，紧为脉管拘急太过，兼以左寸独异，故总体脉为太过。

最强太过脉在左寸部，因此属于阴盛（或气血津液实证），"实则左升右降"，故治法当用辛温升法。

脉证合参：

脉皆沉紧，沉紧意味着什么样的病机呢？寒凝、气滞、血瘀、水饮……先看是否为水饮？

《金匮要略·水气病脉证并治》：脉得诸沉，当责有水。

《金匮要略·痰饮咳嗽病脉证》：心下有痰饮，胸胁支满，目眩，苓桂术甘汤主之。

《伤寒论》第351条：伤寒，若吐，若下后，心下逆满，气上冲胸，起则头眩，脉沉紧，发汗则动经，身为振振摇者，茯苓桂枝白术甘草汤主之。

以上经典原文告诉我们，水饮证多表现为沉脉，其中的沉紧脉是典型的水饮证的脉象。

苓桂术甘汤方证（图40）就是水饮停于心下，心下逆满、胸胁支满、目眩、气上冲胸等症，都是由于停于心下的水饮上逆所致。正是由于有水饮的上逆，往往在上焦的寸脉上会出现一个更加突出的太过脉，此例就是在左寸出现一个独异突出的太过脉。

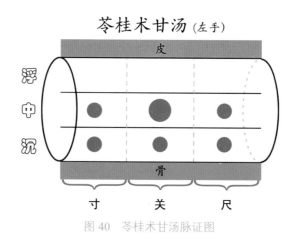

图40 苓桂术甘汤脉证图

那么，这个左寸的太过脉是由于停于心下的水饮上逆所致还是兼有其他因素导致的呢？

这时我们进一步通过浮中沉来验证，结果最强脉动并非浮位而是中位的中脉，这提示左寸的太过脉并非兼有表证等因素，而确定是停于中焦的水饮上逆所致。

从病机的角度观察，看似已经非常符合茯苓桂枝白术甘草汤证了，但是这并不符合茯苓桂枝白术甘草汤的脉证，因为导致心下逆满、胸胁支满、目眩、气上冲胸等症状的水饮，一般不会导致左寸有一个非常突出的太过脉。茯苓桂枝白术甘草汤证仅仅是有上冲之势，其脉证的突出表现仍旧在关脉，而左寸部在脉诊上并无明显的太过。

客观把握了脉诊信息后，从病机与治疗方向上基本已经明确，为求准确高效地治疗，进一步问诊。

主诉：头痛十余年，一般每隔三五天发作一次，严重时因头痛而彻夜难眠，各地求医，屡治无效。

《伤寒论》第378条：干呕吐涎沫，头痛者，吴茱萸汤主之。

《金匮要略·呕吐哕下利病脉证治》：呕而胸满者，吴茱萸汤主之。

从病机上看，吴茱萸汤证（图41）与茯苓桂枝白术甘草汤证一样，都是水饮停于心下而上逆。

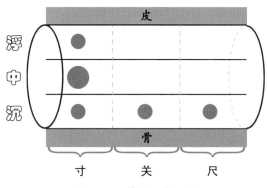

图41　吴茱萸汤脉证图

但是，吴茱萸汤重用吴茱萸、生姜，辛温发散的力量显著大于茯苓桂枝白术甘草汤，因此，茯苓桂枝白术甘草汤仅仅表现为心下逆满、胸胁支满、目眩、气上冲胸等，而吴茱萸汤证则表现为上逆更加严重的干呕、吐涎沫、头痛等，这提示吴茱萸汤证水饮的上逆程度更加显著。

从方证角度看，患者主诉中有吴茱萸汤证典型的头痛症状。

从脉证角度看，患者的脉证完全符合吴茱萸汤的脉证，左侧寸脉的显著太过就是与茯苓桂枝白术甘草汤脉证的主要区别。

从治疗方向看，完全符合阴盛治用辛温升法的大法。

以上已经有足够多的信息指向了具体的方药，就是吴茱萸汤。

遂予吴茱萸汤七剂。

患者间断服药七剂，两周后复诊，诉药后症状明显减轻，药后两周内仅出现轻微头痛一次。脉诊左寸之独异也几乎消失，诸脉仍沉紧。

患者症状明显减轻，说明治疗方向及方证均准确无误。

复诊诸脉仍沉紧，而左寸之独异太过也近消失，说明水饮上逆之势已减，而水饮仍在。

那么，由于原始病机并未根除，后续诊治在治疗方向上仍与首诊相同。

或有人问，这种情况继续用吴茱萸汤是否可以？当然也是可以的，只是吴茱萸汤辛温发散力强，后续就不便过用，兼以患者就诊路途遥远，仅予2～3剂则来诊多有不便。更重要的是，病势已减，脉证、方证均有变化，更符合茯苓桂枝白术甘草汤证。

故予茯苓桂枝白术甘草汤七剂。

数日后复诊，药后症状尽已，而左寸之独异及诸脉之沉紧均已，要求带药巩固。症状消失并脉诊正常，患者已愈。

按语：此例通过脉诊可以直接明确病机与治疗的方向，脉证合参可以准确地选用高效的方药，并且据脉能够准确地把握疾病的改善程度和预后情况。

需要强调的是，如果此例为右寸独异而非左寸独异，则断不可用辛温升法的吴茱萸汤，否则即犯"桂枝下咽，阳盛则毙"之戒！

当然，为求高效准确，无论从脉诊还是辨证，都需要平素用心，特别是仲景阴阳脉法这样的大法不可违背，正如仲景所言："虚盛之治，相背千里，吉凶之机，应若影响。岂容易哉！"

【作者临床脉案 2】（睑黄瘤案）

2019 年 5 月，笔者受邀赴加拿大授课时，一位医生求诊，主诉睑黄瘤，脉诊诸脉沉紧而左寸溢、中位，问诊是否有头痛头晕，诉并无头痛，经常头晕，且多吐涎。

此例患者主诉睑黄瘤，笔者之前从未有应用中药治疗此疾的经验，但据脉诊表现为诸脉沉紧而左寸溢、中位，脉证合参后根据上述流程进行诊疗。

予吴茱萸汤（自取当地吴茱萸汤成方颗粒剂）三剂，尽剂后诉多吐涎、头晕均减，继续治疗。

由于前文已经详解了吴茱萸汤证的方证、脉证，且前一个病例即为吴茱萸汤证，此例就不再一一赘述，仅就要点进行简略说明。

《伤寒论》第 378 条："干呕吐涎沫，头痛者，吴茱萸汤主之。"此例患者的脉证是典型的吴茱萸汤证，吴茱萸汤证的症状经常表现为头痛、头晕等，但此患者并无头痛，仅为头晕。与患者短暂沟通时，被问及："总是吐口水是怎么回事？"这就是典型的吴茱萸汤证中的吐涎沫，完全符合吴茱萸汤的方证，脉证合参疗效满意。

经方讲究方证，而经方的方证中主要依据就是症状。但是由于古人行文简练，不可能把尽可能多的症状一一表述。这就导致临床中，要么患者的症状很少，要么就根本没有一个症状能够与原文的表述重合，给我们在辨方证时造成了许多困难。为了解决这些困难，仲景又提出了一个方法，就是"但见一症便是，不必悉具"，这句话让许多中医学子坠入云雾中，若按照其中的一个症状就用该方，往往是大错特错！现实当中，有些经方学子们根据口苦一症就用小柴胡汤，根据头晕一症就用茯苓桂枝白术甘草汤，这往往就会得出经方不过如此的结论。

通过我们的反复体会和临床实践，把"观其脉证，知犯何逆，随证治之"与"但见一症便是，不必悉具"这两句话，可以按照先后顺序结合起来：在准确把握"脉证"的基础上，方证上"见一症"即可确定，不必强求更多症状的吻合。我想，这应该就是古人想表达的真正意思。

此例患者几乎只有一个症状，就是西医诊断的睑黄瘤，其余均无不适，即使我们问了半天具体症状，也只有吐口水、头晕而已。这时就要重点根据脉证随证治之。

此例就是符合吴茱萸汤的脉证，但单纯从方证的角度，仅有吐涎沫一症完全吻合。

实际临床当中，我们经常会遇到与原文不完全相似甚至完全不同的症状，这就对我们理解病机、把握脉证提出了更高的要求，需要我们不断学习、思考、总结提高。

【作者临床脉案 3】（脊髓空洞案）

患者女，55 岁，初诊日期为 2019 年 11 月，确诊脊髓空洞症 5 年，因活动不便，日常活动坐轮椅，脉诊右关滑而左脉稍细，问诊有大便不畅，其余仍有诸多症状。

阴阳脉法：

问诊前先客观地把握脉诊表现。右关滑而左脉稍细，属总体脉太过，而最强太过脉为右手，属于阳盛（或气血津液实证），"实则左升右降"，故治法当用苦寒降法。兼以左脉稍细，属于阴虚，治用甘寒降法。

脉证合参：

右关滑为中焦有热的脉象，属于实热证，大黄黄连泻心汤、小承气汤等均为此类脉象。

此例兼有左脉稍细，细为阴虚、血虚、津液虚的典型脉象，实热证日久容易伤阴，这是实热证经常容易兼夹的脉象。

但是，临床中，单纯就脉象进行鉴别并非那么容易，我们很容易在右关触及到与其他部位的脉相比更为"突出的脉"，但究竟具体是什么脉象，却并非那么容易准确把握的。

许多临床常见方证都是右关脉表现突出，比如半夏泻心汤证、泽泻汤证、桂枝去桂加茯苓白术汤证等，而进一步仅通过脉象就鉴别出这些方证来，理论上完全可以，但实际操作是比较难的。这也是从古至今脉诊难学的原因，就是把所有的责任都压到了脉象上来了。

实际上，我们前文已述，脉象只是脉诊表现的一部分而已，实际还有许多渠道非常容易获得准确的信息，那就是我们前文所述的仲景阴阳脉法及分部、分位的诊查。

而要进一步具体到方证上来，脉证合参就会简单得多，并且这也是仲景给我们指出的方向。

笔者询问患者大便情况，诉大便不畅。

这时我们再鉴别就非常容易了。举例说明，半夏泻心汤的方证为呕、痞、利，即使表现为便秘，其脉证中右关脉的突出也不及本例；

桂枝去桂加茯苓白术汤的主要症状是腹痛、小便不利，且其右关脉是水饮停于心下之脉，结合方证脉证加以区别就很明显；

泽泻汤方证是冒眩，右关的太过脉也是水饮脉，结合两者加以区别同样非常明显。

那么，实热证兼有阴虚，可以治疗大便不畅的方药，直接指向了一个我们大家都非常熟悉的一张方，麻子仁丸（图42）。

予麻子仁丸煮汤，火麻仁 30g，杏仁 15g（捣碎），生大黄 10g，枳壳 10g，厚朴 12g，白芍 10g，蜂蜜 30g，七剂。药后患者告知，已经可以下轮椅活动。

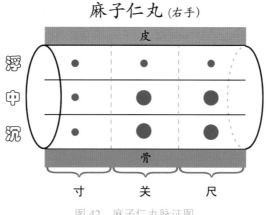

图 42 麻子仁丸脉证图

原文：

《伤寒论》第247条：跌阳脉浮而涩，浮则胃气强，涩则小便数，浮涩相搏，大便则硬，其脾为约，麻子仁丸主之。

麻子仁二升，芍药半斤，枳实半斤（炙），大黄一斤（去皮），厚朴一尺（炙，去皮），杏仁一升（去皮尖，熬，别作脂）

上六味，蜜和丸如梧桐子大。饮服十丸，日三服，渐加，以知为度。

关于麻子仁丸的方证与脉证，领会原文是重要路径，此方也是仲景书中很有代表性的以脉论病机的实例。

麻子仁丸证，仲景是以跌阳脉来讲解应用的，胃气强则跌阳脉浮，意思是中焦有热则跌阳脉就会出现太过。跌阳脉太过映射到寸口脉，就是右关脉太过，这里的浮是提示浮位很容易探知，但临床实际中并非我们一般认识的最强脉动在浮位的浮脉，这与大黄黄连泻心汤提示的关上浮是一样的，临床当中所见多为滑脉、滑数脉。

小便数则跌阳脉涩，意思是小便数背后的病机导致跌阳脉涩，具体病机为阴虚、津液虚导致的跌阳脉涩。

从仲景论脉可知，既有中焦热，兼有阴虚、津液虚是麻子仁丸的病机。结合方药看，麻子仁丸方中既有苦寒泄热的大黄、厚朴、枳实、芍药，又有甘寒滋阴养津的杏仁、麻子仁、蜂蜜，仲景病、脉、证、治一以贯之的思想通过这一张方的原文就跃然纸上。

从临床当中看，仲景书中趺阳脉的表现，可以通过右侧的关脉体会。

因此，从病机上看，此例患者的病机与麻子仁丸证的病机完全吻合。

从方证看，麻子仁丸方证有明确的大便硬。

从脉证看，患者的脉证也完全符合麻子仁丸的脉证。

从治疗方向看，完全符合阳盛阴虚用降法的大法。

以上已经有足够多的依据指向了麻子仁丸这张具体的方剂，我们就直接选用此方，结果取得了满意疗效。

按语：临床中，病史多年的患者往往有许多不适症状，一些患者为了充分利用面诊的时间，把自己关注的所有症状都提前写到纸上，有的竟然密密麻麻数千字。如果把所有症状均进行细致解读，往往令人无所适从。

此例笔者就是在把握脉证的基础上，问诊确认还有大便不畅一症，方证与脉证吻合，处以麻子仁丸原方七剂。结果，不但其叙述的诸多不适症状缓解，困扰患者数年的活动不便也明显好转。

脊髓空洞症属于神经内科难治的疾病，我们并无应用麻子仁丸治疗此病的经验，但仍旧能取得良效，仅为依据仲景提示的"观其脉证，知犯何逆，随证治之"而已。可见，中医并非经验医学，而是一切都是有路径可循的。

最后还要特别强调一点的是，我们随着临床经验的增加，往往会根据患者的症状或者仅仅根据脉象就直接应用某一张方子治疗，这往往难以取得最大程度的疗效。之所以如此，大都是因为所有症状看似非常符合某一张方，其实在治疗的方向上却出现了大的偏差。

而要明确治疗的方向，既要在临证的开始就用仲景阴阳脉法来辨证，又要在确定方药时验证此方药是否符合仲景阴阳脉法。也就是说，要始于大法，终于大法，始终不离大法，才能临证之时准确高效。

【作者临床脉案 4】（心悸失眠案）

患者，男，18 岁，2019 年 8 月 14 日初诊，心悸失眠 6 天。因暑假连续 3 天玩网络游戏后，出现严重心悸，心率最快 160 次 / 分钟，近乎无睡眠，经西医检查及治疗无效。舌质淡，苔薄，脉双寸沉细无力，左右手无明显差别。

阴阳脉法：

此例患者在就诊前其家长已经提前向我告知基本病情。

脉诊表现双寸沉细无力，双侧的寸脉像"塌陷"了一样，这个表现在临床中非常容易把握。左脉不及为阴虚，右脉不及为阳虚。但左右手究竟哪侧更为不及，笔者仔细体会无明显差别。

脉证合参：

脉双寸不及，提示上焦虚。脉象细为阴血虚，脉沉而无力为阳气虚。因此，患者病机为上焦的气血两虚。

患者主诉为严重的心悸失眠，起因是长时间熬夜，结合脉证，提示病机为长时间高度兴奋熬夜导致上焦的气血耗伤，从而出现心悸失眠的症状。

《伤寒论》第 64 条：发汗过多，其人叉手自冒心，心下悸，欲得按者，桂枝甘草汤主之（图 43）。

桂枝四两（去皮），甘草二两（炙）。

上二味，以水三升，煮取一升，去滓。顿服。

此条提示，由于出汗一般以人体上部为著，那么大发汗后，就会出现人体上焦的气和津液的快速大量丢失，也就是说，会出现上焦的气虚和血（津液）虚。正是由于这样的病机，虚以自救，病人会出现叉手自冒心、心下悸、欲得按等症状，这都是上焦气血虚的表现。在这样的病机下，此类患者临床当中往往表现为喜欢趴着睡、喜欢拿一个抱枕抱在胸口等，这与原文中所表述的道理是一样的，无非就是按压胸部会舒服些。

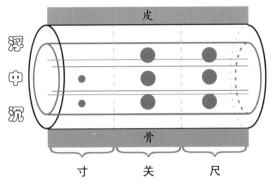

图 43　桂枝甘草汤脉证图

从原文来看，桂枝甘草汤用桂枝与甘草两味药，桂枝辛温益气，甘草甘平养血，是针对上焦的气血双补之方。但原方重用桂枝，桂枝为辛温，有较强的发散之力，已经发汗过多了，为何还用重用辛温发散的桂枝呢？并且是原方顿服，这不会导致发汗的症状加重吗？

其实，针对这种病机用桂枝甘草汤有两层意思，一是甘以养血，甘温益气；二是针对大发汗后，上焦气血的骤然耗伤，用桂枝之辛味，从中焦、下焦调动更多的气血填充到上焦，是针对突发严重情况的权宜之策。

从脉诊上，相当于从正常的关部和尺部调动一些气血，把"塌陷"的寸部"填平"，可以说，这也是一种益气的方法，在这点上，与黄芪桂枝五物汤重用生姜益气的道理是一样的。也可以说，针对上焦骤然出现的气血两虚，仲景仍旧重点通过补气法来治疗。

此方证中并没有出现脉象，但根据病机和方药，完全可以推断出此方证的脉证为双侧寸脉无力而细。但据桂枝甘草汤中重用桂枝辛味发散升法来看，桂枝甘草汤的脉证应当是左侧脉更显著。

笔者细询患者，确实有喜欢抱一个抱枕压在胸前的症状。

据上分析，患者在病机、方证、脉证方面均符合桂枝甘草汤方证。

用仲景阴阳脉法验证，脉诊双侧寸脉不及，仔细体会无明显区别，应当气血双补，方用桂枝甘草汤侧重于益气。

但据原文，笔者仍直接用桂枝甘草汤，以观疗效。

由于笔者与患者家长熟识，有联系方式，告知患者，预判服用方药后会出现两种结果，一种是药后即愈，一种是药后无效需要调方，嘱服药一两次即反馈疗效。

桂枝 60g，生甘草 30g。

三剂，水煎服。

2019 年 8 月 17 日随访，诉药后无效。

患者服药三剂后反馈无效，这说明重用辛温的权宜之法治疗患者上焦的气血耗伤并非可以速效，而应该据脉气血双补。

调方为桂枝甘草龙骨牡蛎汤合生脉饮成药。

桂枝 15g，炙甘草 30g，生龙骨 30g，煅牡蛎 30g。

三剂，水煎服。

同时口服生脉饮口服液。

2019 年 8 月 22 日随访，诉药后诸症尽已。

《伤寒论》第 118 条：火逆，下之，因烧针烦躁者，桂枝甘草龙骨牡蛎汤主之。

桂枝一两（去皮），甘草二两（炙），牡蛎二两（熬），龙骨二两。

上四味，以水五升，煮取二升半，去滓。温服八合，日三服。

此方同样是针对上焦气血耗伤所设，但其中的桂枝甘草汤为重用甘草，兼以质重敛气血的龙骨、牡蛎，故相较桂枝甘草汤更偏于养血，加上合用益气养阴的生脉饮，总体就属于偏于养血的益气养血之方。

远程处方，三剂药后即愈。

按语：通过此例给一个大家提示，临床中需要客观地把握疾病，据证用方，不要被经验所扰。

此例首诊虽然判断是上焦的气血两虚，但是据原文仍旧选用了偏于益气的桂枝甘草汤，结果确实无效。

而远程复诊据首诊之脉证，随证处方后三剂即愈，这也说明，仲景阴阳脉法是非常客观并符合临床的。

当然，如果首诊同样用桂枝甘草汤，但把药物的组成调整为重用甘草而轻用桂枝，是否就可以取得良效？很有可能。

此外，如果没有首诊应用桂枝甘草汤的基础，即没有前期益气的基础，而直接用二诊方是否就确定取效？值得思考。

【作者临床脉案 5】（遗尿案）

患者，男，38 岁，2019 年 8 月 15 日初诊，遗尿 30 余年。患者自儿时就容易遗尿，至今仍时有发作，多年来四处求治而无效。脉诊双侧寸脉沉而无力，右侧明显。

阴阳脉法：

双侧寸脉沉而无力，且右侧明显，属于总体脉不及，不及更偏于右手脉，属于阳虚。"虚则左降右升"，故当治用甘温补升法。

脉证合参：

寸候上焦，阳虚则脉无力，故病机为上焦阳虚。

《金匮要略·肺痿肺痈咳嗽上气病脉证治》：肺痿吐涎沫而不咳者，其人不渴，必遗尿，小便数。所以然者，以上虚不能制下故也。此为肺中冷，必眩，多涎唾，甘草干姜汤以温之。若服汤已渴者，属消渴。

甘草 40g，干姜 20g。

三剂，水煎服。

药后症已，随访无症状反复。

甘草干姜汤方（图 44）

甘草四两（炙），干姜二两（炮）。

上㕮咀，以水三升，煮取一升五合，去滓，分温再服。

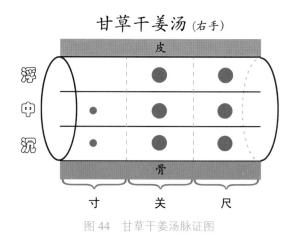

图 44　甘草干姜汤脉证图

原文提示，甘草干姜汤证的病机为"上虚""肺中冷"，也就是上焦阳虚，代表性的症状有多涎唾、遗尿、头眩。甘草干姜汤的方药组成属于甘温补升法，《金匮要略》方中用炮姜，也是一种增其温性而减其辛味的一种炮制方法，异于《伤寒论》方中之干姜，这更提示我们此方重在用干姜的温性。

此方证原文并无脉象记录，但依据仲景阴阳脉法思想，甘草干姜汤的脉证是右寸脉沉而无力。

此例患者主诉为遗尿，而甘草干姜汤的原文就提示有遗尿一症，因此从方证、脉证、病机等角度，此例患者均与甘草干姜汤吻合。最后再次应用仲景阴阳脉法印证，方药符合大法，故药后即效。

按语：针对遗尿一症，往往患者仍有许多症状，但笔者对这些症状的记录较少，因为只要脉诊符合甘草干姜汤的脉证，则仅见遗尿一症即可，不必悉具，多可应手而效。

此类病患在少儿中常见，应用此方的机会较多。

【作者临床脉案 6】（冠心病胸痛案）

患者，男，48 岁，2019 年 11 月 8 日初诊，胸痛时作 3 年。患者 3 年前出现劳累后胸闷、胸痛，当地医院确诊为冠心病，口服西药控制，仍有胃脘痞满等症状。舌质淡，苔薄，脉右关濡而左寸沉迟。

阴阳脉法：

脉诊右关濡而左寸沉迟，属总体脉不及。右关濡为相对太过，相对太过在右手脉，属于阴阳盛衰的阳虚，"虚则左降右升"，故当治用甘温补升法。

脉证合参：

脉诊右关濡，提示中焦阳虚兼湿；左寸沉迟，提示上焦阳虚。

此例患者的主诉是胸痛，从病机、方证、脉证方面均与理中汤证吻合，我们再次用仲景阴阳脉法来印证，理中汤属于甘温补升法，故予理中汤。

党参 20g，干姜 20g，白术 20g，甘草 20g。

十四剂，水煎服。

上方尽剂后停用西药，胸闷胸痛未再发作。

《金匮要略·胸痹心痛短气病脉证治》：胸痹心中痞，留气结在胸，胸满，胁下逆抢心，枳实薤白桂枝汤主之，人参汤亦主之。

枳实薤白桂枝汤方

枳实四枚，厚朴四两，薤白半斤，桂枝一两，栝楼一枚（捣）。

右五味，以水五升，先煮枳实、厚朴，取二升，去滓，内诸药，煮数沸，分温三服。

人参汤方

人参、甘草、干姜、白术（各三两）。

右四味，以水八升，煮取三升。温服一升，日三服。

人参汤即理中汤。这样的病人在临床当中比较常见，特别是经确诊的冠心病患者经常表现为胸痹，并出现理中汤方证（图 45），需要注意。

关于胸痹，《金匮要略·胸痹心痛短气病脉证治》对胸痹有一句重要论述，涉及到胸痹的脉、病机与症状表现，具体为："夫脉当取太过不及，阳微阴弦，即胸痹而痛。所以然者，责其极虚也。今阳虚知在上焦，所以胸痹、心痛者，以其阴弦故也。"

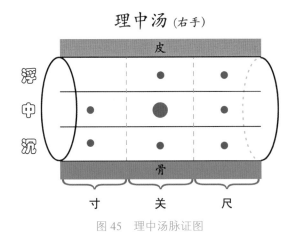

图45　理中汤脉证图

意思是说，胸痹、胸痛会同时出现太过和不及脉，太过表现为阴弦，不及表现为阳微。这里仲景把寸口脉分成两部来看待，上半部叫阳脉，下半部叫阴脉。

按照我们今天分三部来看，一般是寸脉微而关尺脉弦。为什么会有寸脉微呢？就是后文讲的，这是上焦阳虚的脉；关尺脉弦，往往是由于中焦或者下焦还有邪气，正邪交争出现了弦脉，而这也是导致胸痹、心痛的主要原因。也就是说，胸痹、心痛的出现，一般是有两个病机同时存在，一是上焦阳虚，二是中下焦还有邪气。

治疗胸痹的这条原文，涉及到两张方，我们先关注理中汤。

《伤寒论》第396条："大病差后，喜唾，久不了了，胸上有寒，当以丸药温之，宜理中丸。"这是说，理中汤虽然是理中焦的，但仍旧可以治疗胸中有寒，之所以如此，是因为理中汤中还包含了一个甘草干姜汤，甘草干姜汤本身就可以治疗"上虚"，即上焦阳虚。在甘草干姜汤的基础上再兼以人参、白术，就是理中汤。人参能够补中焦，苦温的白术能够下中焦的水饮，因此，可以治疗心下有停饮的心下痞。四味药结合起来，既能够治疗中焦阳虚兼停水饮，同时能够治疗在此基础上的上焦阳虚。上焦阳虚兼以中焦水饮内停，就是理中汤阳微阴弦脉象背后的病机。

按语：理中汤证的胸痹是上焦阳虚而中焦水饮上逆所致。临床中患者的脉诊表现为总体不及，而右关脉往往不是水饮的弦脉，而是偏于濡脉，就是右关脉相对比较突出，但这个相对突出的脉边界不清，这是因为中焦也有阳虚兼湿，当然，左关脉也有不及。

理中汤证的这个病，根源在于中焦，但症状表现及病机也有上焦的问题。

笔者在临床中遇到一些熟人，经常是让先诊脉，遇到这样的脉象，我就告诉他，你的主要问题是"胃"不好。结果患者告诉笔者，他的主要问题是心脏病，也因此并未服药。这令人感到非常遗憾。

枳实薤白桂枝汤证虽然在症状表现上几乎和理中汤证的胸痹完全一样，但是病机仍有不同：枳实薤白桂枝汤的脉证是左寸脉微而右关脉弦，是因为其病机为上焦阳虚，兼以中焦还有可下的邪气，因此用辛温的薤白、桂枝针对阳微，用苦味的枳实、厚朴和栝楼下中焦的实邪。依照两个方的脉证，临床当中比较容易鉴别。理中汤属于阳虚的甘温升法，枳实薤白桂枝汤属于阳盛的苦寒降法。

此外，按照仲景阴阳脉法，阳虚应该主要体现在右手脉的不及，但理中汤的不及脉理论上应该出现在右寸，而笔者临床反复验证，实际上却表现在左寸，这岂不是令人难以理解？

实际上，理中汤的脉证为总体不及，相对太过在右手关部，依此即可确定阳虚。只要有相对太过者均以相对太过为准，大法为此。

从病机的角度，理中汤为理中焦而设，主要治疗方向是中焦的阳虚，临床中也可以治疗中焦阳虚兼有上焦阳虚（胸上有寒）。中焦的关脉之所以出现相对太过的脉，就是因为中焦的阳虚更明显，正所谓"邪之所凑，其气必虚"。

之所以湿邪或水气停在中焦而非上焦，就是因为中焦更为阳虚。如果把中焦的湿邪或水饮等因素祛除，则一定会表现为右侧关脉的"塌陷"显著于寸脉。当然，如果那样的话，也就不是理中汤证了。

还有一点需要说明，表现为胸痹的理中汤脉证，不及脉一般出现在左寸而非右寸。这个客观表现与左手候心肝肾、右手候肺脾命的脏腑脉法也是吻合的。按照这种脉法，左寸以候心，可见我们的祖先在脉学方面的探索成果十分卓著。

只不过我们在学习时要理顺渊源，分别学习，虽然可以互相借鉴，但不能混淆，否则容易导致我们的脉诊知识看似左右逢源，实际操作指导临床时却无所适从。

后 记

随着《仲景阴阳脉法》逐渐成书，考虑到可能会对大家阅读本书有帮助，有几个想法就在最后向大家进行一些说明。

首先，虽然笔者对"仲景阴阳脉法"这个体系一直在做更加深入的探索，比如用这个体系贯通《伤寒论》《金匮要略》全文，比如解析所有仲景方等，临床当中也在不断践行和验证。但是，近些年来在我的各种授课过程中，至今还从未全面系统地讲解分享过"仲景阴阳脉法"体系。笔者要求这个体系一定要至臻完善，哪怕是在一方一药的细节上也要丝毫不差，达到这个程度才能与大家全面分享。毕竟人命贵于天，唯恐丝毫的差池会误导大家。不过，在一些课程中，我对一些常用经方的脉证进行了分享，也对这个理论体系的一部分思想进行了一些片段式交流，结果参加学习的同行们纷纷反馈临床验证的准确和高效，并强烈建议我整理出来分享。在此，我要感谢他们的信任和鼓励。既然对大家确实有帮助，笔者也不敢私藏，毕竟这来源于我们共同的中医先辈的启发。

其次，《仲景阴阳脉法》这本书，从书名上看只是一个脉诊的知识，相信大家读下来就会发现，这个体系涉及经方学术的理法方药，甚至还包含其他中医经典的思想。其中比较特殊的是，在"仲景阴阳脉法"的体系下，理论上可以指导所有方药的具体临床应用。要达到这样的程度，除了要求具备很高的中医理论素养外，还需要大量的临床实践来验证。每一个人的时间和精力都是有限的，本书中提及的方证、脉证，均为笔者临床反复验证过的一部分代表方，大家可以直接体会。但毕竟每个人选方用药的习惯不同，因此，建议大家根据书中建议的方法，举一反三，不必死记硬背。

另外，本书的重点是阐释"仲景阴阳脉法"，为了突出主题，限制篇幅，提及的相关知识点就不能都一一展开，后续对相关的内容通过其他途径再与大家进行交流。

最后，要对中国中医药出版社的刘观涛主任表示真诚的感谢！正如序言中所述，他从一个读者的角度，"逼迫"我一定要把其中难以理解的细节都尽可能地表述清楚、明白，力求不同中医基础的人都能有所收获。鉴于他对我比较谨慎的一贯风格的了解，是他把这个理论体系中具有创新性的观点"挤"出来的。如果《仲景阴阳脉法》这本书对大家的临床能有所帮助，能够让更多患者受益，其中刘观涛主任有相当的功德。

欢迎大家多提宝贵意见。

附 录

（一）常见病机代表方证的阴阳脉法

	左	右
实（太过）	**阴盛（实寒）** 治法：辛温升法 实寒（可含表证）：麻黄汤、桂枝汤【汗法】上 瓜蒂散【吐法】上	**阳盛（实热）** 治法：苦寒降法 实热： 白虎汤【清法】中、大承气汤【下法】下 食积（多合并于实热）【消法】
含病理产物类：气血津液实证	**气血津液（实证）** 气滞：小柴胡汤【和法】中 血瘀：当归四逆汤 上 水饮：吴茱萸汤 上、苓桂术甘汤 中 湿：防己黄芪汤 上	**气血津液（实证）** 气滞：半夏泻心汤【和法】中 血瘀：抵当汤、桃核承气汤 下 水饮：越婢加半夏汤 上 五苓散 中 湿：桂枝去桂加茯苓白术汤 中
虚（不及）	**阴虚（阴虚、津液虚、血虚）** 治法：甘寒降法 阴虚：麦门冬汤【清法补法】上 津液虚：百合地黄汤【补法】下 血虚：胶艾汤【补法】下	**阳虚（阳虚、气虚）** 治法：甘温升法 阳虚：理中汤【中】 四逆汤【温法、补法】下 气虚：黄芪建中汤【补法】上

（二）本书所涉其他方证的阴阳脉法

	左		右	
上（寸）	太过【阴盛】葛根汤	↑	太过【阳盛】 葶苈大枣泻肺汤	↓
	不及【阴虚】 黄连阿胶汤、桂枝甘草汤	↓	不及【阳虚】甘草干姜汤	↑
中（关）	太过【阴盛】 四逆散、半夏厚朴汤	↑	太过【阳盛】大黄黄连泻心汤、 麻子仁丸、大柴胡汤、桂枝加 芍药汤、枳术汤	↓
	不及【阴虚】乌梅丸（阴虚）、 甘麦大枣汤（血虚）	↓	不及【阳虚】附子汤	↑
下（尺）	太过【阴盛】麻黄附子细辛汤	↑	太过【阳盛】	↓
	不及【阴虚】肾气丸、 防己地黄汤	↓	不及【阳虚】	↑